健康医疗人工智能指数报告 2020

◀◀◀◀ HEALTH AI INDEX REPORT 2020 ▶▶▶▶

主　编　詹启敏　董尔丹

副主编　张路霞　杜　建

U0200597

科学出版社

北　京

内 容 简 介

　　健康医疗人工智能（Health AI）是全球医疗领域研究的新热点。本书是我国第一部正式发表的全球性健康医疗人工智能指数分析报告，由北京大学健康医疗大数据国家研究院的专家根据健康医疗人工智能领域已发表的科学出版物和已注册的临床试验资料撰写。全书依次从科学研究概览、科学技术交叉、科学社会交互、人类－机器协同四个方面，回顾分析了 2015～2019 年的全球健康医疗人工智能领域的科学研究和临床试验的规模、结构和发展趋势，并结合中国的情况进行比较研究，对该领域的现状进行了全面的阐释和解读。在我国健康医疗人工智能领域的研发布局、战略规划、人才培养及多学科整合开发方面具有重要的参考价值。

　　本书可供健康医疗人工智能相关的临床医护人员、疾病防控人员、健康产业人员、前沿科学技术研究人员、健康大数据相关工作人员及国家卫生管理部门借鉴使用。

图书在版编目（CIP）数据

健康医疗人工智能指数报告 . 2020 / 詹启敏，董尔丹主编 . — 北京：科学出版社，2021.7
ISBN 978-7-03-068893-4

Ⅰ. 健…　Ⅱ. ①詹…②董…　Ⅲ. 人工智能－应用－医疗保健事业－研究报告－中国－ 2020　Ⅳ. ① R199.2-39

中国版本图书馆 CIP 数据核字（2021）第 099195 号

责任编辑：肖　芳　徐卓立 / 责任校对：张　娟
责任印制：赵　博 / 封面设计：吴朝洪

科 学 出 版 社 出版
北京东黄城根北街 16 号
邮政编码：100717
http://www.sciencep.com

三河市春园印刷有限公司印刷
科学出版社发行　各地新华书店经销

*

2021 年 7 月第　一　版　开本：720×1000　1/16
2021 年 7 月第一次印刷　印张：6
字数：85 000

定价：78.00 元
（如有印装质量问题，我社负责调换）

编著者名单

主　编　詹启敏　董尔丹

副主编　张路霞　杜　建

编著者　（按姓氏汉语拼音排序）

白永梅　北京大学公共卫生学院

董尔丹　北京大学第三医院

杜　建　北京大学健康医疗大数据国家研究院

吉荣·巴斯（Baas, Jeroen）　爱思唯尔

李鹏飞　北京大学信息技术高等研究院·浙江

吴静依　北京大学信息技术高等研究院·浙江

杨马丁（Schalkwijk, Jan-Maarten Van）　爱思唯尔

詹启敏　北京大学医学部

张路霞　北京大学健康医疗大数据国家研究院

赵　璐　爱思唯尔

本报告特邀咨询专家组成员名单

（按姓氏汉语拼音排序）

邓志鸿　北京大学

段会龙　浙江大学

付　君　哈尔滨医科大学

蒋　云　北京大学信息技术高等研究院·浙江

金　海　华中科技大学

孔桂兰　北京大学

匡　铭　中山大学

李　姣　北京协和医学院

马　婷　鹏城实验室

施秉银　西安交通大学

汤步洲　哈尔滨工业大学·深圳

王海波　中山大学

王耀刚　天津医科大学

王志锋　北京大学

詹思延　北京大学

赵歌喃　爱思唯尔

赵明辉　北京大学

序

很高兴看到由詹启敏院士、董尔丹院士担任主编，北京大学健康医疗大数据国家研究院组织撰写的我国首部全球性《健康医疗人工智能指数报告 2020》正式出版。

健康医疗人工智能这一创新领域对接着两大国家战略，一是健康中国，是落实习近平总书记强调的"科技创新要面向人民生命健康"的具体体现；二是科技强国，健康医疗人工智能已成为我国科技优先布局的战略前沿领域之一。近年来，我国对于优质医疗资源可及化、均衡化的追求催生着医疗人工智能覆盖面不断扩展、内涵不断深化，对于医学模式的变革正在起到不可替代的驱动作用。在新的医疗服务模式方面，通过人工智能手段学习或借力先进疾病管理和临床诊疗经验，并向基层医疗卫生机构推广，对于解决医疗资源分配不均衡的问题具有重要意义。另外，对于医学科研而言，医学和健康作为典型的数据密集型科研领域，"假设驱动、实验验证"和"数据驱动、发现知识"两种医学科研范式共同促进着医学科技进步，而人工智能正是数据驱动的医学科研最关键的方法和技术之一。

本报告中，至少有两点让人印象深刻。一是坚持需求导向。报告分析了健康医疗人工智能的技术谱和疾病谱，这可能会引发大家的思考，人工智能到底应该聚焦那些负担最重的疾病，还是应该聚焦它可能发挥最大影响的地方？对于高负担疾病，如心血管疾病、恶性肿瘤等，人工智能将在疾病智能诊疗方面发挥重要价值；同时，人群健康管理又是人工智能发挥最大影响力的领域，充分将预防理念融入大健康，所以两者并不矛盾。二是体现了循证思维。报告结合了数据和证据，坚持客观理性，并特别强调了需要将循证理念引入健康医疗人工智能的疗效和安全性评价，需要严格规范的人工智能相关临床研究设计和临床报告规范指南。这是促进健康医疗人工智能高质量证据积累，最终促进其落地应用，发挥其真正价值的关键。同时，报告也以"将健康医疗领域划归为与 AI 有契约的'应许之地'"的观点，考虑到了人文关怀在医学中至关重要且无法被任何技术系统替代的价值，为报告增添了一丝丝温情。

　　总体上，该报告提供了健康医疗人工智能领域基础研发、临床试验等方面的客观数据和证据，也分析了我国的表现，相信一定能为我国在该领域相关的战略规划、研发布局和临床应用提供重要参考。同时期待后续系列性、持续性的报告发布，成为服务国家健康医疗人工智能基础研发和创新应用的重要智库品牌，为健康中国的实现、为最广大人民的健康保障助力！

中国工程院院士

中国科学技术协会全国委员会副主席

北京大学常务副校长、医学部主任

北京大学第三医院院长

2021 年 5 月

前　言

随着人工智能等前沿科学技术的快速发展与突破，如何利用人工智能等新兴技术赋能医疗健康已经在全球范围内获得了广泛关注，成为研究热点并获得大量投入，健康医疗人工智能（Health Artificial Intelligence，Health AI）的概念也应势而生。

健康医疗人工智能的发展目标是在医学领域中利用人工智能等前沿科学技术，构建最优化的大健康生态体系，提供优质、高效、经济的新型医疗服务，为解决我国医疗供需矛盾、推动医学发展提供有效的手段。我国政府顺应健康医疗与人工智能交叉发展趋势，及时给予该领域的发展以充分的重视；2016 年发布了《国务院办公厅关于促进和规范健康医疗大数据应用发展的指导意见》（国办发〔2016〕47 号），号召全国通过"互联网＋健康医疗"的模式探索医疗服务新路子，培育发展新业态。

尽管人工智能（AI）技术在健康医疗领域的应用潜力已经得到广泛认可，但其在健康医疗领域的实际发展却相对滞后且未充分落地，相关研究和应用还有很大的发展空间。目前非常需要基于更多客观数据的系统分析、研究和开发，为促进这一领域的良性发展与落地转化提供理论支持。此外，由于人工智能技术的内在运行逻辑探究难度大，人工智能系统用于健康医疗的有效性、安全性和伦理问题依然面对诸多挑战和担忧，因此健康医疗人工智能系统需要建立一系列更为严谨的科学评估规范体系，以保证它的有效性与安全性。为了进一步加强对人工智能在医学领域内的探索，2020 年我们有幸在中国医院协会和北京大学的支持下，在自己研究成果的基础上，发布中国首个健康医疗人工智能指数报告。本报告从多个维度评估全球健康医疗人工智能领域的发展状况，为健康医疗与人工智能的交叉发展提供了翔实的数据。相信这一报告能填补诸多相关研究证据的空白，为对健康医疗人工智能感兴趣的各行各业提供参考。

值此《健康医疗人工智能指数报告 2020》完稿之际，我们衷心感谢中国医院协会健康医疗大数据应用管理专业委员会、北京大学信息技术高等研究院（浙江）、北京大学人工智能研究院智慧公众健康研究中心、爱思唯尔及北京大学医学部的大力支持，感谢特邀的咨询专家组成员提出的宝贵意见和建议，感谢北京大学健康医疗大数据国家研究院王迈、崔娜、孙小宇，爱思唯尔的张丹丹、王巍提供的大量组织协调和文字核对工作，感谢诸位编著者的辛勤付出。

未来，我们北京大学健康医疗大数据国家研究院将联合相关机构继续拓展数据来源，定期推出健康医疗人工智能指数分析报告，坚持为中国健康医疗人工智能领域的研究与发展提供具有科学和应用价值的基础数据，为健康管理和政策制定提供证据支撑。我们愿意在促进和引领人工智能在健康医疗领域的研究和实际应用上不断进行新的探索，最终达到促进新型高效医疗服务的发展、构建优质的大健康生态体系的目的，也期望与其他交叉产业形成可复制的发展模式。

今天，我们秉持助力"健康中国"战略的发展方向，为读者呈现出 2020 年度的健康医疗人工智能指数报告，希望大家喜欢且读有所感、读有获益。欢迎读者对我们的研究提出宝贵的意见和建议，让我们共同为中国健康医疗人工智能的发展贡献自己的力量！

詹启敏　董尔丹

2021 年 5 月于北京

目 录

引 言

目前，人口老龄化、社会环境因素变化、慢性疾病负担的日益加重、新发突发传染病等对维护全国人民的健康带来了巨大挑战，在这一大形势下，健康医疗人工智能（Health Artificial Intelligence，Health AI）在我国蓬勃发展起来，成为解决这一问题的重要武器。因为其奉行的宗旨就是利用人工智能等前沿科学技术赋能医疗健康，构建最优化的大健康生态体系，提供优质、高效、经济的新型医疗服务，以解决我国医疗供需矛盾、推动医学发展。

近年来，国际上有关人工智能的研究正大踏步地向纵深发展。如 2017 年以来，美国的斯坦福大学联合麻省理工学院、哈佛大学等机构，每年发布一份 AI 指数报告（AI Index Report），从学术、产业、政策等多个角度介绍全球 AI 的最新进展，至今该报告已连续发布许多年。到 2018 年，国际著名的 Elsevier（爱思唯尔）出版集团信息分析公司（后简称爱思唯尔）发布了《人工智能：知识的创造、转移与应用》的报告，对 AI 领域再次进行了全面梳理，勾勒出该领域在全球范围内的研究趋势，同时聚焦 AI 在欧洲、美国和中国的发展态势。2019年 12 月，美国国家医学院又发表了《医疗人工智能：希望、炒作、浮夸承诺、危险》的综述报告，汇总出有重要价值的 AI 知识和技术应用，包括成功案例和失败教训，为医疗健康领域的人工智能研发、应用和维护，提供了指导建议和实践指南。而 2020 年 4 月，经济合作与发展组织（Organization for Economic Co-operation and Development, OECD）发布了《值得信赖的医疗人工智能》报告，讨论了人工智能在医疗保健领域的应用前景和风险及政策制定者在不确定的环境下需要解决的关键政策问题。

有关 AI 的研究，我国并不落后。《英国医学杂志》(*The BMJ*) 于 2019 年 4 月 26 日在线发表北京大学健康医疗大数据国家研究院詹启敏院士等学者的署名文章，题为 "Can AI fulfill its medical promise?"（健康医疗——人工智能的应许之地？）。所谓"应许之地"一词引自《圣经·旧约》一书，暗示人工智能一旦与医疗领域建立"契约"，很可能会获得意想不到的丰硕回报，即一块"流着牛奶和蜜的土地"。全文讨论了促进人工智能在医疗领域充分实现其价值的关键举措，肯定人工智能（AI）技术在健康医疗领域具有巨大的应用潜力，例如在医学影像和病理学诊断方面的应用，还有作为对常见疾病一般状况的判断及制订医疗对策时的一种辅助手段。然而，由于 AI 算法的内在运行逻辑比较艰深，常被研究者称为人工智能的"黑匣子"，因而会导致医师们在使用 AI 系统解决问题时往往出现不少疑惑或纠结。因此文章作者认为，AI 系统的有效性和安全性应该得到科学的评估，建议运用流行病学及医学研究的思路来验证基于 AI 所建立起来的预测模型。此外，考虑到人文关怀在医学中至关重要且无法被任何技术系统替代，作者将健康医疗领域划归为与 AI 有契约的"应许之地"，但同时作者也表示，为充分发挥 AI 系统的潜能，医师、科研人员和 AI 科学家应当紧密合作；使用可靠的方法、遵循伦理的准则，在医疗实践中充分应用、评估和改进 AI 技术。

现在，我国的人工智能在健康医疗领域的研究与应用主要集中于 4 个方面：一是疾病诊断。例如根据电子病历（EMR）/电子健康档案（EHR），整合专家知识，创建并运用 AI 做出常见病的诊断和评估。二是疾病治疗。例如通过将 EHR 和临床指南充分整合，运用 AI 给出常见病的治疗方案，根据药物基因组学指导临床用药等。三是人群的健康管理。例如建立以患者为中心的 AI 信息系统，开展健康生活方式监测与干预，进行疾病早期检测和健康知识教育等。四是管理与监管。例如运用 AI 完成医疗服务质量评估、药物不良反应监测等。当然，与金融、电信等行业相比，AI 在健康医疗领域的发展相对滞后且未充分落地，研究和应用还有很大的扩展和上升空间。截至目前，我国尚未见从客观数据角度系统分析健康医疗人工智能研究与开发状况的报告出台。

北京大学健康医疗大数据国家研究院是我国最早建立医学领域 AI 系统的单位之一。研究院一直致力于促进和引领人工智能在健康医疗领域的研究和应用，经努力已研发出了该领域科研发展的复合指数这一指标，供国内科研机构参考。所谓指数（Index），是一个反映某领域发展状况的多维性、综合性指标，往往由多种细分领域内的判定指标组成，为该领域的相关决策提供一系列数据依据，我们今天撰写这本《健康医疗人工智能指数报告》也正是出于这一目的。本报告将从科学研究概览、科学技术交叉、科学社会交互、人类 - 机器协同四个方面，根据已发表的科学出版物和已注册临床试验的基础数据，应用相关指数指标，回顾分析健康医疗人工智能领域2015～2019年全球科学研究和临床试验的规模、内容分布、结构分析，判断其发展情况和趋势，同时分析中国的表现。

报告的具体内容如下。

1. 科学研究概览方面　运用国家科研产出及影响力指标、科研机构产出及影响指标、科研合作指标、产学合作指标、研究主题分析指标、高科技影响力指标，按照疾病分类方法进行了一系列分析，使人们对当今 AI 科研概况有所了解。

2. 科学技术交叉方面　运用施引专利数、被专利引用的文章数两个指标，对学术界和产业界的知识流动性做出判定，并对 Health AI 技术的研究状况做出分析，判断科技转化的现状和发展方向。

3. 科学社会交互方面　运用多媒介提及指数和社交媒体传播指数两个指标，对相关的关键词分布及高频报道的研究内容等进行分析，指出交互中的关联及所反映出的情况。

4. 人类 - 机器协同方面　运用 Python 3.7 对提取的数据进行处理，分析人工智能临床试验的数量、研究机构、类型及试验分期、招募状态、干预措施、样本量分布特征、时间变化趋势与国家分布情况，了解人类 - 机器协同的特点。

最终得出本次报告的结论，完成我国首部利用客观数据分析手段对健康医疗人工智能发展状况的研究，为国内健康医疗人工智能领域的战略规划、研发布局和临床应用管理提供参考。

第1章
相关数据的界定与研究领域分类

目前，学界对健康医疗人工智能的界定尚未建立共识。通过对科学出版物的分析可帮助我们系统且清晰地描述该领域及其子领域所涵盖的内容和知识结构，本报告尝试提出该领域科学出版物数据集的界定方案。

一、数据集界定

（一）构成

界定的数据集由两部分出版物构成。

1. 第一部分　由北京大学健康医疗大数据国家研究院提供。采用医学领域权威的知识组织体系——医学主题词表（Medical Subject Headings, MeSH），通过 MEDLINE 数据库对健康医疗人工智能科学出版物进行界定。

为减少数据噪声，本报告采用主要主题词（MeSH Major Topic，即该文章最核心的研究内容）检索出版物。一般情况下，每篇 MEDLINE 论文会标注 10 条左右的主题词（MeSH），从中再遴选出 3 ~ 5 个最能代表这篇论文核心内容的主题词，标注为主要主题词。如果一篇论文被标注的主要主题词中，同时含有人工智能和疾病健康两个方面，则视为健康医疗人工智能出版物。其中，"人工智能"采用"Artificial Intelligence"及其所有下位术语来表示；"疾病或健康"则采用"Diseases Category"[C] 或"Mental Disorders"[F03] 或"Health"[N01.400] 或"Public Health"[N06.850] 及其所有下位术语来表示。

我们同时按如下标准进行相关资料排除。

（1）仅纳入针对人的研究，检索表达式为"Human [MeSH]"。

（2）排除"撤稿"类出版物。检索表达式为"Retracted Publication [Publication Type]"或"Retraction of Publication [Publication Type]"。

（3）所纳入出版物的发表时间窗为 2015 ～ 2019 年，共计 5 个完整年份，检索表达式为"2015"[Date - Publication]："2019"[Date - Publication]。

2. 第二部分　由爱思唯尔提供。爱思唯尔 2018 年《人工智能：知识的创造、转移与应用》报告通过机器学习的手段对人工智能领域的科学出版物进行了界定。通过对爱思唯尔已构建 AI 数据集进行学科分类，主要提取"Medicine""Health Professions""Dentistry""Nursing"和"Multidisciplinary"这五个学科领域的论文。其中对于"Multidisciplinary"学科（例如 *Science*、*Nature* 等综合性期刊）将基于该学科内论文的施引和被引分布进行学科重新归类，只对施引和被引分布于"Medicine""Health Professions""Dentistry"和"Nursing"的论文进行提取。

两部分数据集的组合示意见图 1-1，融合之后的数据集作为本报告界定的健康医疗人工智能科学出版物数据库，继而展开后续分析。

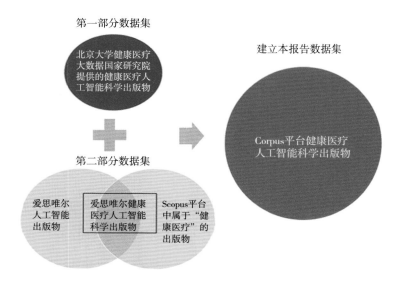

图 1-1　本报告健康医疗人工智能科学出版物数据集界定方法

注：Corpus 平台，即本报告拟分析的数据库；Scopus 平台，爱思唯尔出版集团信息分析公司数据库

（二）数据量

融合后的数据集共收入 25 717 篇科学出版物，其中源自爱思唯尔已构建 AI 数据集的有 18 390 篇，占 71%；而北京大学健康医疗大数据国家研究院补充的 29% 的数据集中，10%（2496 篇）同时出现在双方的数据集中；19%（4831 篇）为独立补充的数据（图 1-2）。

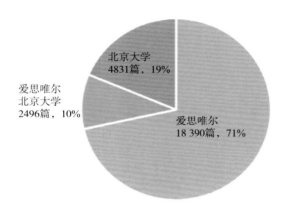

图 1-2　本报告健康医疗人工智能科学出版物数据集的来源

二、研究领域分类

由于本报告的数据集以科学出版物为主，且聚焦健康医疗领域，因此我们考虑仍采用医学主题词表这一术语体系对健康医疗人工智能研究领域进行分类。在总数据集中，14 820 篇被 MEDLINE 收录，含自动标注的 MeSH 术语；剩余 10 897 篇科学出版物并未被 MEDLINE 收录，未标注 MeSH 主题词；对于这部分科学出版物，采用文本挖掘工具——Medical Text Indexer（MTI）将标题和摘要文本自动映射并标注 MeSH 主题词；利用 Python 3.7 软件通过爬虫的方式将文件列表中的摘要抓取并储存，随后分配一个识别编号，用于后续 MeSH 主题词映射的追踪与分析。对上述数据进行清洗，数据符合输入要求后输入 MTI 系统。在得到 MTI 结果后，利用 Python 程序通过识别编号将主题词与文献之间建立映射。对于已有 PubMed 唯一标识码的文献（n=14 820），我们利用 PubMed

获取数据进行分析。

（一）主要类型

本报告重点关注两个方面的分类。

1. 技术领域　指健康医疗人工智能技术领域的分类。

2. 疾病领域　指健康医疗人工智能涉及的疾病分类。采用世界卫生组织（World Health Organization，WHO）公布的国际疾病分类第 10 版（International Classification of Diseases 10th Revision，ICD-10）标准，并与疾病负担数据进行映射。

（二）主题词（MeSH）树状结构

在主题词（MeSH）树状结构表中，人工智能（Artificial Intelligence）位于信息科学（Information Science）大类中，具体层级结构为：

- Information Science [L]
  - Information Science [L01]
    - Computing Methodologies [L01.224]
      - Algorithms [L01.224.050]
        - Artificial Intelligence [L01.224.050.375]

"Artificial Intelligence" 这一术语的 MeSH 树状结构编码为 L01.224.050.375，其一级下位术语有 8 个，包括：计算机启发式决策、专家系统、模糊逻辑、知识组织系统、机器学习、自然语言处理、计算机神经网络和机器人。下面列出 "Artificial Intelligence" 这一术语下的所有下位术语：

- Artificial Intelligence [L01.224.050.375]
  - Computer Heuristics [L01.224.050.375.095]
  - Expert Systems [L01.224.050.375.190]
  - Fuzzy Logic [L01.224.050.375.250]
  - Knowledge Bases [L01.224.050.375.480]

- Biological Ontologies [L01.224.050.375.480.500]

  - Gene Ontology [L01.224.050.375.480.500.500]

- Machine Learning [L01.224.050.375.530]

  - Deep Learning [L01.224.050.375.530.250]

  - Supervised Machine Learning [L01.224.050.375.530.500]

    - Support Vector Machine [L01.224.050.375.530.500.500]

  - Unsupervised Machine Learning [L01.224.050.375.530.750]

- Natural Language Processing [L01.224.050.375.580]

- Neural Networks, Computer [L01.224.050.375.605]

  - Deep Learning [L01.224.050.375.605.500]

- Robotics [L01.224.050.375.630]

由于上述 8 个一级下位术语之间存在交叉，经咨询医学信息学和医疗人工智能领域专家意见，按如下规则对其进行重组分类。

1. 将 Computer Heuristics 和 Fuzzy Logic 合并，两者在算法层面都是先验知识的形式化表示；Expert Systems 单独列出，是应用层面的信息系统。

2. Neural networks，computer 归并到 Machine Learning 下面。

重组分类后，共计 6 个大类（表 1-1），包括：决策规则、专家系统、知识库、机器学习、自然语言处理和机器人。注意以上 6 个大类并非完全相互独立，也存在交叉，例如机器学习的下位术语深度学习，往往被用于自然语言处理；但总体来说该分类基本能反映健康医疗人工智能涉及的主要技术领域。

表 1-1　本报告健康医疗人工智能技术领域分类

类别	类别名称	MeSH 术语与编码
1	决策规则	• 启发式算法（Computer Heuristics）[L01.224.050.375.095] • 决策规则（Fuzzy Logic）[L01.224.050.375.250]
2	专家系统	• 专家系统（Expert Systems）[L01.224.050.375.190]
3	知识库	• 知识库（Knowledge Bases）[L01.224.050.375.480] 　• 生物学本体（Biological Ontologies）[L01.224.050.375.480.500] 　　• 基因本体（Gene Ontology）[L01.224.050.375.480.500.500]
4	机器学习	• 机器学习（Machine Learning）[L01.224.050.375.530] 　• 深度学习（Deep Learning）[L01.224.050.375.530.250] 　• 监督学习（Supervised Machine Learning）[L01.224.050.375.530.500] 　　• 支持向量机（Support Vector Machine）[L01.224.050.375.530.500.500] 　　• 无监督学习（Unsupervised Machine Learning）[L01.224.050.375.530.750] • 神经网络（Neural Networks, Computer）[L01.224.050.375.605] 　• 深度学习（Deep Learning）[L01.224.050.375.605.500]
5	自然语言处理	• 自然语言处理（Natural Language Processing）[L01.224.050.375.580]
6	机器人	• 机器人（Robotics）[L01.224.050.375.630]

第2章

科学研究概览

一、数据与指标

（一）数据来源

本报告的数据采用由北京大学健康医疗大数据国家研究院和爱思唯尔出版集团信息分析公司双方融合后的数据集，该数据集含有 25 717 篇与 Health AI 主题有关的科学出版物，基于爱思唯尔的 Scopus 数据库和 Scival 统计学处理平台进行统计分析。

（二）分析指标

1. 国家科研产出及影响力指标

（1）发文量（Scholarly Output）：发文量统计了被评估主体发表的包含期刊论文、会议文集、综述文章、发表丛书的所有文章的数量，代表了被评估主体在某一个固定时间段内的科研产出。本报告只分析 2015 ～ 2019 年的发文量。

（2）归一化影响因子（Field-weighted Citation Impact, FWCI）：FWCI 是指被评估主体发表文章所收到的总被引次数和与其同类型发表文章（相同发表年份、相同发表类型和相同学科领域）所收到的平均被引次数的比值。FWCI 在一定程度上反映了被评估主体发表文章的学术影响力。相比于总被引次数，FWCI 能够更好地规避不同规模的发表量、不同学科被引特征、不同发表年份带来的被引数量差异。如果 FWCI 为 1 意味着被评估主体的文章被引次数正好等于整个 Scopus 数据库同类型文章的平均水平。本次分析的文章被引用次数统计截至 2020 年 9 月 18 日。

其中，归属国家 / 地区定义为：只要在一篇文章的所有作者中，其隶属研究机构从属于某一国家 / 地区，则该文章会被归为该国家 / 地区的一篇文章。一篇国际合作型文章会由于署有多个国家 / 地区的隶属机构而同时属于多个国家 / 地区。

2. 机构科研产出及影响力指标　机构科研产出及影响力的评价指标包括：发文量、归一化影响因子（FWCI）及被引次数（Citation）。其中被引次数是指在某一个固定时间段内被评估主体所发表文章的所有被引用次数，在一定程度上反映了被评估主体发表文章的学术影响力。但同时也需指出，一般发表时间较近的文章相比于年份较久的文章，会由于积累时间较少而导致总被引次数较少。本次分析文章的所有被引次数统计截至 2020 年 9 月 18 日。

3. 科研合作指标　学术科研合作文章分为 4 类，即国际合作（International Collaboration）；国内合作（National Collaboration）；机构内合作（Institutional Collaboration）和无合作文章。具体判断方法如下。

（1）国际合作文章：是指文章的发表作者为多位作者，且至少有两位作者的署名机构来源于不同的国家 / 地区，表明该类文章源于国际合作的成果。

（2）国内合作文章：是指文章的发表作者为多位作者，且作者中没有隶属于国外研究机构，但至少有两位作者隶属于国内不同的研究机构，表明该类文章源于国内合作的成果。

（3）机构内合作文章：是指文章的发表作者为多位作者，且所有作者全部隶属于国内同一机构，表明该类文章源于机构内合作的成果。

（4）无合作文章：是指文章发表作者为一人。该类别文章作为对照组进行展示。

4. 产学合作指标　产学合作 (Academic-Corporate Collaboration) 指标主要考察学术机构和企业的合作程度。产学合作文章源于产学合作的成果，是指文章的发表作者为多位，其中至少有一位作者的隶属单位属于学术机构，且至少有一位作者的隶属单位属于产业界。

5. 研究主题分析指标

（1）研究主题（Topic）：研究主题是指一群具有共同研究兴趣的文章所研究内容的共同焦点。在 Scopus 数据库中，所有文章通过直接被引算法归类于约 96 000 个研究主题中，每篇文章只能属于一个研究主题。

（2）研究主题群（Topic Cluster）：研究主题群是指将具有相似研究焦点的研究主题聚集在一起，形成更广泛、更高层次的研究领域。在深入研究更为细分的研究主题之前，这些研究主题群可用于更广泛地了解一个国家 / 地区、机构或研究人员正在进行的研究。96 000 个研究主题分别被匹配到 1500 个研究主题群中，同样地，每篇文章只能属于一个研究主题群。研究主题群同样通过直接被引算法计算而得，当多个研究主题间的引文链接强度达到某个阈值时，就形成了一个研究主题群。

（3）研究主题（群）显著度得分（Topic Prominence Score）：每个研究主题（群）的显著度得分是根据该研究主题（群）内所有文章的被引次数、在 Scopus 中的被浏览数和平均影响因子得分（Cite Score）三个指标的线性计算得到。根据显著度得分从高到低排名可得到本研究主题（群）的全球显著度百分位数。已有相关研究表明，研究主题（群）显著度得分代表了该研究主题（群）被全球学者关注的程度、热门程度和发展势头，并且研究主题（群）的显著度得分与其所获研究资助呈正相关。

6. 高科学影响力论文分析指标　通过采用论文的被引次数评价文章相应的科学影响力，对被引次数排名前 20 位的文章进行特征分析，从而对高科学影响力的分布国家和发展趋势做出判断。

7. 疾病分类方法　根据 ICD-10 编码的分类结构对疾病的 MeSH 主题词进行了重新分类。采用荷兰莱顿大学学者构建的 ICD-MeSH 映射词表，在此基础上制作了包含该表所列疾病主题词的所有下位主题词的映射词表。使用该映射词表可直接基于 MeSH 主题词实现对疾病的分类和统计。

二、分析结果

（一）科研产出及影响力的国家分析

2015 ～ 2019 年，全球有关 Health AI 的文章总量为 25 717 篇，FWCI 均值为 2.0。全球及发文量前 5 位国家的科研产出及影响力的分布情况详见图 2-1。

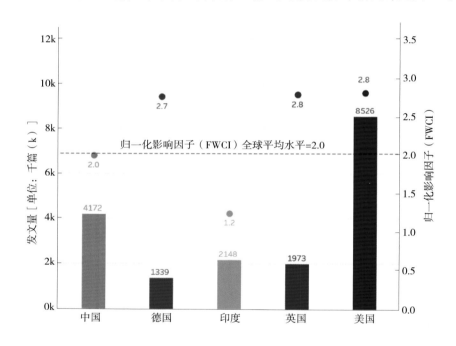

图 2-1　发文量排名前 5 位的国家科研产出及影响力对比

图中可见，发文量排名前 5 位的国家依次是美国、中国、印度、英国和德国，FWCI 由高到低依次是美国、英国、德国、中国和印度。2015 ～ 2019 年，中国文章的平均 FWCI 为 2.0，与全球平均水平持平（FWCI=2.0），但低于美国（FWCI=2.8）。美国、英国和德国的 FWCI 均在同一水平线上，印度（FWCI=1.2）则显著低于全球平均水平。

发文量排名前 5 位的国家科研产出及影响力趋势变化见图 2-2。全球的文章数量从 2015 年的 2573 篇增加到 2019 年的 10 018 篇，年复合增长率为 31.2%；中国的文章数量从 2015 年较低的 269 篇增长到 2019 年的 1819 篇，年复合增长率达到 46.6%。前 5 位国家中，文章产出年复合增长率最高的国家是印度，其年复合增长率达到 54.8%。

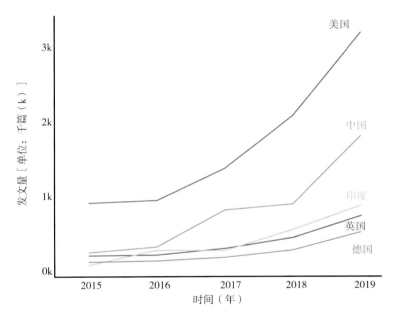

图 2-2　发文量排名前 5 位的国家科研产出趋势

（二）科研产出及影响力的研究机构分析

1. 按发文量排名分析　2015 ～ 2019 年发文量排名前 10 位的中国学术机构的科研产出及影响力情况如图 2-3。

图中所示，发文量排名最高的学术机构为上海交通大学（206 篇），其文章被引次数排名第三（2360 次），但同时 FWCI 较低。香港中文大学在前 10 位学术机构中发文量最低，但其文章的被引次数最高（3235 次），且 FWCI 达到 5.6，明显高于其他学术机构。

发文量排名前10名的机构

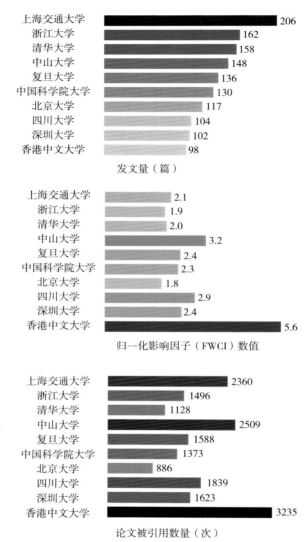

发文量（篇）

归一化影响因子（FWCI）数值

论文被引用数量（次）

图 2-3　中国论文发表前 10 名的机构及其科研产出及影响力情况比较

2. 按 FWCI 排名分析　2015 ～ 2019 年 FWCI 排名前 10 位的中国学术机构的科研产出及影响力情况见图 2-4。

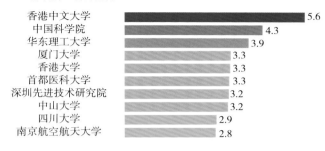

FWCI排名前10名的机构

归一化影响因子（FWCI）数值

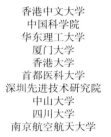
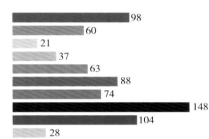

发文量（篇）

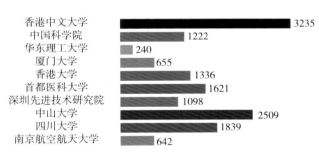

论文被引用数量（次）

图 2-4　FWCI 排名前 10 位的中国学术机构的科研产出及影响力比较

　　图中所示，FWCI 排名最高的学术机构为香港中文大学，其 FWCI 均值为 5.6，文章的被引次数同样最高（3235 次）。中山大学在 FWCI 排名前 10 位的学术机构中发文量最高（148 篇），且其被引次数排名第二（2509 次）。

　　3. 按论文被引用数量排名分析　2015 ～ 2019 年按被引次数排名前 10 位的中国学术机构的科研产出及影响力情况见图 2-5。

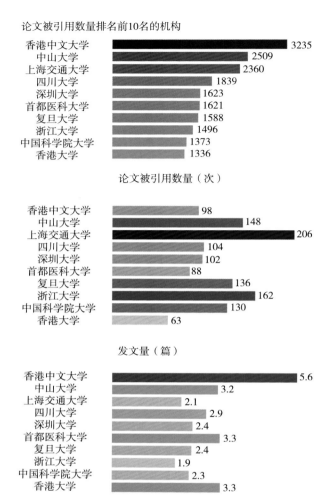

图 2-5　论文被引数量排名前 10 位的中国学术机构的科研产出及影响力比较

图中所示，被引次数排名最高的学术机构为香港中文大学，其被引次数达到 3235 次，其文章的 FWCI 同样最高（5.6）。上海交通大学在被引次数排名前 10 位的学术机构中发文量最高（206 篇），但其 FWCI 较低。

（三）合作产出和影响力分析

1.科研合作方面　中国、美国和全球科研合作类文章的发文量占比及

FWCI 分布情况见图 2-6。

由图可见中国和美国在各个类型的科研合作中发文量占比均较为相近，体现为国际合作占比最多，机构内合作最少；国际合作的 FWCI 最高，机构内合作的 FWCI 最低。中国的国际合作类文章的 FWCI（2.9）高于全球平均 FWCI（2.8），其余合作类型均低于相应的全球水平。

2. *产学合作方面*　中国、美国和全球产学合作类文章的发文量占比及 FWCI 对比见图 2-7。

由图可见美国的产学合作类文章的发文量占比与 FWCI 均高于中国。中国的产学合作类文章虽然占比低于全球平均水平，但 FWCI（3.7）高于全球平均水平（3.4）。

（四）研究主题分布情况

1. *全球研究主题群分布*　2015 ～ 2019 年健康医疗人工智能文章的研究主题群分布情况如下。

该类研究共涉及 987 个研究主题群，涉及学科领域包括医学、计算机科学、物理学、生物化学、遗传学和分子生物学、环境科学、工程学及社会科学等。包含文章数最多的研究主题群为"算法、计算机视觉、模型"（Algorithms, Computer Vision, Models），含 1965 篇文章。该研究主题群显著度百分位达到 99.8%，其下包含 270 个研究主题，涉及的关键词包括"神经网络"（Neural Network），"深度学习"（Deep Learning），"计算机视觉"（Computer vision），"面部识别"（Facial Recognition）和"目标检测"（Object Detection）等。由于在 Scopus 数据库中，每一篇文章都会根据直接被引算法归类为一个研究主题群，即每一个研究主题群中都包含一定数量的文章，因此被称为该研究主题群的全球文章数量。

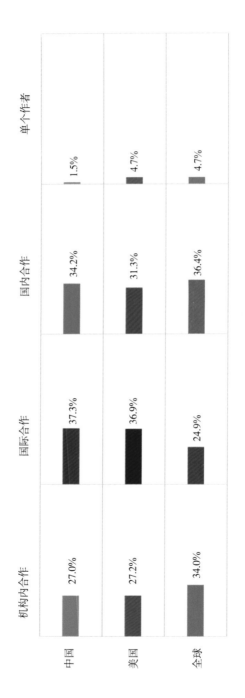

图 2-6 中国、美国和全球科研合作类文章的发文量占比及 FWCI 分析

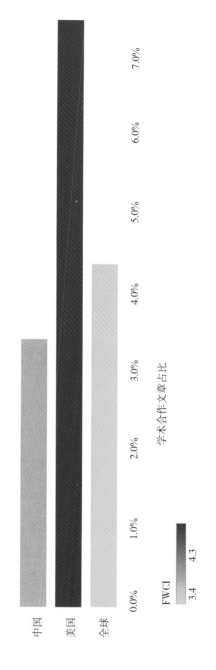

图 2-7　中国、美国和全球产学合作类文章的发文量占比及 FWCI 分析

在本研究的数据集中，被归为某个特定研究主题的文章数占该研究主题所有文章数量的比例体现了健康医疗人工智能对于该研究主题群的内容贡献。其中占比最大的研究主题群，也就是包含健康医疗人工智能文章比例最高的研究主题群为"细胞学""图像分割""医学影像学"（Cytology; Image Segmentation; Medical Imaging），含 636 篇文章。该研究主题群显著度百分位为 67.9%，其下包含 71 个研究主题，关键词包括"深度学习"（Deep Learning）、"神经网络"（Neural Network）、"流式细胞仪"（Flow Cytometry）、"组织病理学"（Histopathology）和"图像分割"（Image Segmentation）等。

图 2-8 ～ 图 2-11 即是分别按照发文量、发文量占比、FWCI 和显著度百分位进行排名后位居前 10 的研究主题群比较的情况，也印证了我们上述结论。

2. 中国研究主题群分布　中国学术机构参与的健康医疗人工智能文章的研究主题群与全球研究情况基本一致，具体分布情况如下。

该部分文集共有 505 个研究主题群，涉及的学科领域包括医学、计算机科学、生物化学、遗传学和分子生物学、环境科学、工程学及社会科学等。包含文章数最多的研究主题群同样是"算法""计算机视觉""模型"（Algorithms; Computer Vision; Models），含 477 篇文章。该研究主题群显著度百分位达到 99.8%，其下包含 270 个研究主题，关键词包括"神经网络"（Neural Network）、"深度学习"（Deep Learning）、"计算机视觉"（Computer Vision）、"面部识别"（Facial Recognition）和"目标探测"（Object Detection）等。该文集被收录在每个研究主题群的全球所有文章中占比最高的研究主题群为"磁共振成像""图像分割""医学成像"（Magnetic Resonance Imaging; Image Segmentation; Medical Imaging），含 175 篇文章。该研究主题群显著度百分位为 74.6%，其下包含 99 个研究主题，关键词包括"脑肿瘤"（Brain Neoplasm）、"影像配准"（Image Registration）和"图像分割"（Image Segmentation）等。

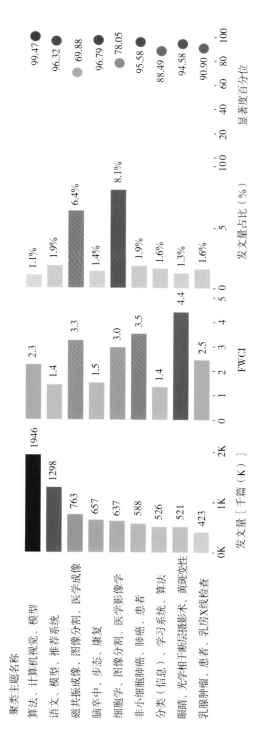

图 2-8　按发文量排名前 10 位的研究主题群各项指标比较

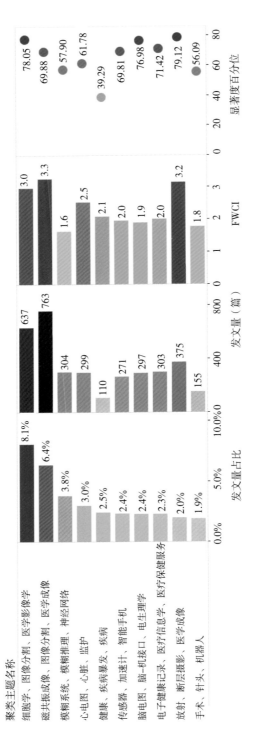

图 2-9　按发文量占比排名前 10 位的研究主题群各项指标比较

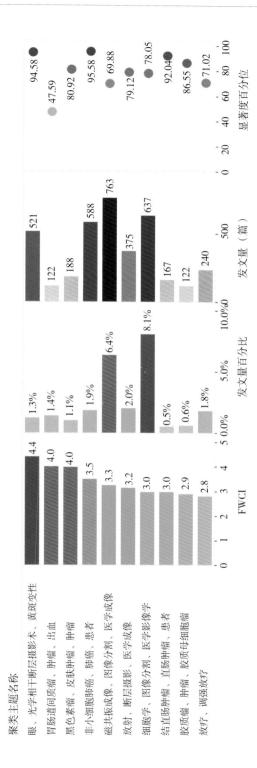

图 2-10　按 FWCI 排名前 10 位的研究主题群各项指标比较

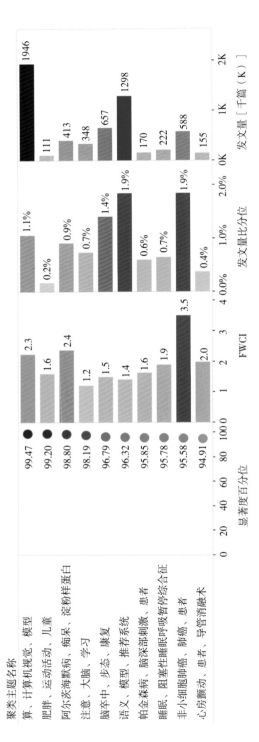

图 2-11 按显著度百分位排名前 10 位的研究主题群各项指标比较

（五）高科学影响力论文分析

我们按照科研产出和影响力进行排名后，对位居前 20 位的研究领域进行了特点分析，表 2-1 所示即分析结果，包括 2 项社论材料，2 项回顾性研究和 16 项试验性研究。

表 2-1　高科学影响力论文（Top20）

序号	主题	国家/地区	机构	出版物来源	被引次数
1	深卷积神经网络诊断皮肤癌达到皮肤病专家的水平 (Esteva et al, 2017)	美国	斯坦福大学 (Stanford Univ)	Nature	2631
2	深卷积神经网络用于计算机辅助检测 (Shin et al, 2016)	美国	美国国立卫生研究院 (NIH)	IEEE Transactions on Medical Imaging	1567
3	深度学习算法用于检测糖尿病视网膜病变 (Gulshan et al, 2016)	美国	谷歌研究院 (Google Res)	JAMA − Journal of the American Medical Association	1484
4	深层神经网络用于脑肿瘤分割 (Havaei et al, 2017)	加拿大	谢布鲁克大学 (Univ Sherbrooke)	Medical Image Analysis	945
5	3D 卷积神经网络和全连接 CRF 用于精确分割脑损伤 (Kamnitsas et al, 2017)	英国	帝国理工大学 (Imperial Coll London)	Medical Image Analysis	925
6	卷积神经网络用于医学图像分析 (Tajbakhsh et al, 2016)	美国	亚利桑那州立大学 (Arizona State Univ)	IEEE Transactions on Medical Imaging	859
7**	深度学习用于医学图像分析 (Shen et al, 2017)	美国；韩国	南卡罗来纳大学；韩国大学 (Univ N Carolina；Korea Univ)	Annual Review of Biomedical Engineering	787
8	卷积神经网络用于 MRI 脑肿瘤分割 (Thaha et al, 2019)	葡萄牙	葡萄牙米尼奥大学 (University of Minho)	IEEE Transactions on Medical Imaging	778

续表

序号	主题	国家 / 地区	机构	出版物来源	被引次数
9*	预测未来大数据、机器学习和临床医学 (Obermeyer and Emanuel，2016)	美国	哈佛大学医学院 (Harvard Med Sch)	New England Journal of Medicine	618
10*	深度学习在医学影像学的应用 (Greenspan et al，2016)	以色列	特拉维夫大学 (Tel-Aviv Univ)	IEEE Transactions on Medical Imaging	616
11	机器学习用于全球网格化土壤信息预测的研究 (Hengl et al，2017)	荷兰	国际土壤信息中心 (ISRIC World Soil Informat)	PLoS ONE	581
12	计算放射学系统用于解码射线表现型的研究 (van Griethuysen et al，2017)	美国	哈佛大学医学院 (Harvard Med Sch)	Cancer Research	510
13	机器学习在人类的剪接编码对于疾病遗传决定因素中的应用 (Xiong et al，2015)	加拿大	多伦多大学 (Univ Toronto)	Science	502
14	图像的深度学习用于识别医学诊断和可治疗疾病 (Kermany et al，2018)	中国；美国	广州医科大学；加利福尼亚大学圣迭戈分校；四川大学；广东省再生医学与健康实验室；退伍军人事务部波士顿医疗保健机构(Guangzhou Med Univ；Univ Calif San Diego；Sichuan Univ；Guangzhou Regenerat Med & Hlth Guangdong Lab；Vet Adm Healthcare Syst)	Cell	493
15	深度学习算法用于诊断乳腺癌女性淋巴结转移 (Bejnordi et al，2017)	荷兰	拉德堡德大学(Radboud Univ Nijmegen)	JAMA – Journal of the American Medical Association	488

续表

序号	主题	国家 / 地区	机构	出版物来源	被引次数
16**	机器学习用于遗传学和基因组学注释的研究 (Libbrecht and Noble, 2015)	美国	华盛顿大学 (Univ Washington)	Nature Reviews Genetics	456
17	多视图卷积网络减少CT 图像中的肺结节检测假阳性 (Setio et al, 2016)	荷兰	拉德堡德大学 (Radboud Univ Nijmegen)	IEEE Transactions on Medical Imaging	449
18	深卷积神经网络对间质性肺疾病的肺模式分类 (Anthimopoulos et al, 2016)	瑞士	伯尔尼大学医院 (Univ Hosp Bern)	IEEE Transactions on Medical Imaging	441
19	局部敏感深度学习在常规结肠癌组织学图像中检测和分类细胞核 (Sirinukunwattana et al, 2016)	卡塔尔；英国	卡塔尔大学；华威大学 (Qatar Univ；Univ Warwick)	IEEE Transactions on Medical Imaging	406
20	基于 DNA 甲基化机器学习的中枢神经系统肿瘤分类 (Capper et al, 2018)	德国	海德堡大学；德国国家癌症研究中心；海德堡－基茨大学 (Univ Hosp Heidelberg；German Canc Res Ctr；NCT Heidelberg KiTZ)	Nature	400

注：*，评论类论文；**，综述类论文

表中所见，其研究内容提示 Health AI 技术被广泛应用于"辅助检测""疾病诊断和分类""遗传学和基因组学"等医学领域，涉及疾病的项目主要是"癌症和脑部疾病"；而关于"卷积神经网络"（Convolutional Neural Networks, CNNs）的研究主要集中在算法上。

在根据被引次数排名位居前 20 的研究中，我们发现有 17 项研究均涉及图像识别技术，主要用于疾病的诊断和辅助检测。如哈佛大学的一项研究（Esteva et al, 2017）采用多中心、大样本的试验方法，将不同水平皮肤科医师和 CNNs 对皮肤癌诊断的结果进行了比较，结果显示 CNNs 对皮肤癌的漏诊率较医师更低、良性肿瘤误诊率更低。截至 2020 年 9 月，该研究在爱思唯尔 Scopus 平台中被引次数高达 2631 次。此外，关于深度学习算法应用于计算机辅助检测（Shin et al, 2016）和糖尿病视网膜病变（Gulshan et al, 2016）的研究被引次数高达 1500 次左右，远高于其他同类研究。这表明医学图像分析是健康医疗人工智能的研究热点，从被引规模上看，也显示出该领域的学术共同体规模较大，吸引了大批研究者加入。

进一步的分析显示参与高科学影响力的 Health AI 项目研究的机构共有 26 所，其中除 Google 为企业以外，其余 25 家机构均为大学 / 医院。其中美国的哈佛医学院和荷兰的内梅亨大学均参与了 2 项研究，其余机构则均为 1 项。其中，来自中国的机构有广州医科大学、四川大学和广东省再生医学与健康实验室。这些高科学影响力的研究来自 12 个国家 / 地区，主要分布在欧美国家。其中，美国参与了 9 项（45%）研究，荷兰参与了 3 项（15%），加拿大参与了 2 项（10%），其余国家 / 地区均为 1 项，亚洲国家仅包含中国、以色列、卡塔尔和韩国。20 项研究共发表在 11 类学术期刊上，其中 *Transactions on Medical Imaging*（*IEEE*）是发表相关研究最多的期刊。

（六）全球 Health AI 细分领域分析

1. 全球总体分布情况　2015 ～ 2019 年，除机器学习之外的五类 AI 细分领域中，文章发表数量总体相对稳定，部分年份的发表数量有小幅波动。而机器学习这一细分领域的文章发表数量在过去 5 年中则呈指数增长，增长速度迅速（图 2-12）。

以国家为单位统计 AI 各细分领域的发文量的结果见表 2-2。

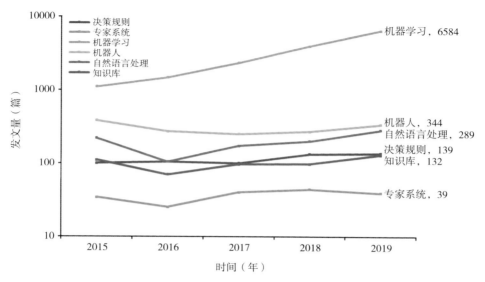

图 2-12　2015 ～ 2019 年全球 Health AI 细分领域发文量比较

注：图中发文篇数均经对数处理后使用

表 2-2　发文量前 10 位的国家在 Health AI 细分领域的发文量

序号	国家	专家系统（Expert Systems）	模糊逻辑 / 计算机启发式（Fuzzy Logic / Computer Heuristics）	机器人（Robotics）	机器学习（Machine Learning）	自然语言处理（Natural Language Processing）	知识库（Knowledge Bases）	总计
1	美国	28	55	464	5095	515	193	6350
2	中国	13	96	92	2806	110	95	3212
3	印度	9	152	33	1442	42	25	1703
4	英国	12	21	106	1107	40	47	1333
5	德国	20	8	92	767	35	39	961
6	韩国	4	14	97	625	14	13	767
7	日本	2	15	114	581	29	11	752
8	意大利	11	11	171	434	13	18	658
9	伊朗	18	67	9	388	4	5	491
10	土耳其	8	28	26	308	4	2	376

　　表中所示，美国、中国和印度位列各细分领域总计数的前 3 位。各个国家均对机器学习这一细分领域表现出较高关注，此外，中国和美国还较为关注自

然语言处理领域，美国、意大利、英国和日本则较为关注机器人领域。

2. 各医学研究领域中的分布情况　我们除了对全球 Health AI 细分领域的发文情况及其研究领域做了分布研究外，特别对有关医学研究中的 Health AI 细分领域发文情况做了进一步分析。该研究首先基于 Scival 平台内嵌的经济合作与发展组织（Fields of Research and Development，FORD）的学科分类标准，将医学研究方向分为 5 大类，即"Clinical Medicine"（临床医学）、"Health Science"（健康科学）、"Basic Medicine"（基础医学）、"Medical Biotechnology"（医学生物技术）和"Medical Engineering"（医学工程）。在这 5 类医学研究方向中 Health AI 细分领域的具体发文情况见图 2-13。

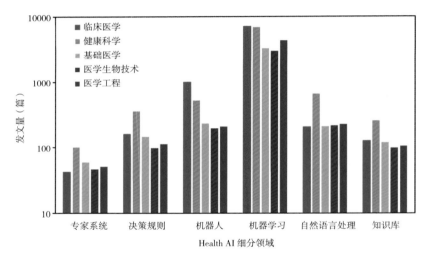

图 2-13　各医学研究方向中 Health AI 细分领域的发文情况比较

注：图中发文篇数均经对数处理后使用

图中所示，在各个医学研究方向中，最受研究人员关注的方向是 Health Science 和 Clinical Medicine，这两个方向提供了大量供人工智能学习或训练的数据。

3. 疾病谱分布情况　Health AI 的研究显示，不同疾病谱与人工智能技术结合的深度存在一定差异。全球 Health AI 细分领域按发文量排名前 20 位的 ICD

编码疾病比较见表 2-3。

表 2-3　全球 Health AI 领域发文量前 20 位的疾病谱分布表

序号	疾病	模糊逻辑 / 计算机启发式	专家系统	机器学习	机器人	自然语言处理	知识库	总计
1	气管、支气管和肺癌	5	1	188	5	0	3	202
2	糖尿病	5	3	171	2	6	10	197
3	脑和神经系统癌症	17	0	119	1	2	0	139
4	乳腺癌	3	3	120	1	2	0	129
5	黑色素瘤和其他皮肤癌	0	1	118	3	1	0	123
6	阿尔茨海默病	5	0	113	0	2	2	122
7	前列腺癌	0	0	97	0	0	1	98
8	脑卒中	4	0	73	13	2	0	92
9	缺血性心脏病	4	3	79	0	1	1	88
10	癫痫	2	0	83	0	0	2	87
11	帕金森	2	1	71	0	1	0	75
12	心肌病，心肌炎，心内膜炎	0	1	58	0	0	0	59
13	皮肤病	0	0	41	1	1	0	43
14	结肠癌和直肠癌	0	0	39	2	1	0	42
15	肾脏疾病	2	0	37	2	1	0	42
16	肝癌	4	0	30	2	0	2	38
17	青光眼	1	1	34	0	0	0	36
18	视网膜黄斑病变	0	0	33	0	0	0	33
19	自闭症和阿斯伯格综合征	2	0	23	1	0	1	27
20	慢性阻塞性肺疾病	0	0	27	0	0	0	27

表中可见，相关文章发表数量最多的疾病分类是各类癌症，以糖尿病、脑卒中和心血管疾病为代表的慢性心脑血管疾病，以癫痫、帕金森和痴呆为代表的神经系统相关疾病。传染病领域的发文量较少，仅疟疾、结核、艾滋病、下呼吸道感染等少部分疾病受到研究人员的关注。

　　此外，Health AI 研究的疾病谱分布存在着长尾效应，大部分疾病的 AI 相关研究发文量较低。这些疾病可能尚未被科研人员所重视，未来可能成为较高潜力的研究方向。

　　我们的分析还发现，疾病负担排名前 20 位的疾病中，发文量与疾病负担呈正相关关系（表 2-4，图 2-14）。母婴疾病、先天性疾病等部分疾病负担较大，但发文量少的原因还有待于进一步调查研究。

表 2-4　全球 ICD 疾病负担前 20 位的疾病的发文量 *

序号	疾病	DALYs（000s）**	学术产出
1	缺血性心脏病	203 700	88
2	脑卒中	137 941	92
3	下呼吸道感染	129 690	11
4	早产并发症	101 397	14
5	慢性阻塞性肺疾病	72 512	27
6	糖尿病	65 666	197
7	出生窒息和出生创伤	63 928	1
8	先天性疾病	62 980	13
9	艾滋病	59 951	13
10	肺结核	51 643	16
11	颈肩病	47 515	4
12	肝硬化	45 287	17
13	抑郁症	44 175	10
14	气管、支气管和肺癌	41 121	202
15	肾脏疾病	39 079	42
16	新生儿败血症和感染	39 009	1

注：* ICD 疾病负担前 20 名的原因中包含车祸、摔倒等非疾病原因，在本表中被排除，因此只有 16 位排名；** DALYs（000s）：DALY 代表伤残调整寿命年，表示每个患者损失的寿命年数总和；其单位以"千"（s）计算，000s 表示数据中省略了 3 个零

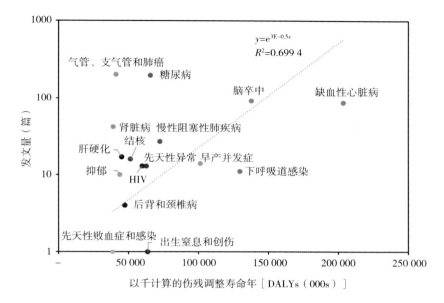

图 2-14　疾病负担排名前 20 位的疾病的发文量与疾病负担

注：图中发文篇数均经对数处理后使用

（七）中国 Health AI 细分领域分析

中国在 Health AI 领域的表现较为活跃，分析结果见图 2-15。

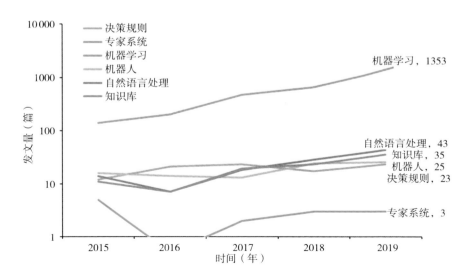

图 2-15　2015 ～ 2019 年中国 Health AI 各细分领域发文量对比

图中可见，2015 ～ 2019 年，中国 Health AI 领域总体的发文量增长迅速，其中增长势头最强劲的领域同样是机器学习这一细分领域。

此外中国与全球在不同疾病领域 Health AI 类文章发文量排序比较见表 2-5。

表 2-5　中国与全球不同疾病 Health AI 类文章发文量排序比较

发病率排序	全球	发病率排序	中国
1	气管、支气管和肺癌	1	气管、支气管和肺癌
2	糖尿病	2	阿尔茨海默病和其他痴呆疾病
3	大脑和神经系统癌症	3	糖尿病
4	乳腺癌	4	大脑和神经系统癌症
5	黑色素瘤和其他皮肤癌症	5	乳腺癌
6	阿尔茨海默病和其他痴呆疾病	6	癫痫
7	前列腺癌	7	缺血性心脏病
8	脑卒中	8	肝癌
9	缺血性心脏病	9	黑色素瘤和其他皮肤癌症
10	癫痫	10	帕金森病
11	帕金森病	11	皮肤病
12	心肌病、心肌炎和心内膜炎	12	前列腺癌
13	皮肤病	13	脑卒中
14	结直肠癌	14	甲状腺癌
15	肾脏疾病	15	胃癌
16	肝癌		……
	……	21	心肌病、心肌炎和心内膜炎
22	甲状腺癌	22	肾脏疾病
24	胃癌	25	结直肠癌

表中所示，中国与全球 Health AI 发文量最多的疾病均为支气管及肺部癌症。此外，国内获得更多关注的疾病为肝癌、甲状腺癌、胃癌和阿尔茨海默病等痴呆疾病；全球获得较多关注的疾病则主要与心肌病、结直肠癌、肾脏疾病、前列腺癌和脑卒中。这可能与不同国家的疾病谱的高发差异及所能获得的医疗大数据人群分布差异存在关联。

第3章
科学技术交叉研究

一、数据与指标

（一）数据来源

本报告的数据采用由北京大学健康医疗大数据国家研究院和爱思唯尔出版集团双方融合后的数据集，该数据集含有 25 717 篇与 Health AI 主题有关的科学出版物。基于爱思唯尔信息分析公司的 Scival 数据统计平台对所有学术论文被专利引用的识别和统计数据进行分析。从学术发表物的角度来看，这是"前向引证"，表明研究成果是否随后被用于专利领域。其中专利数据来自对全球 5 大专利数据库，包括全球专利局（WIPO）、美国专利商标局（USPTO）、欧洲专利局（EPO）、日本专利局（JPO）、英国专利局（UKPO）的数据统计。

（二）分析指标

主要采用学术界与产业界的知识流动判定指标。

1. 施引专利数（Citing-patent Count） 指被评估的出版物作为一个整体被专利引用的专利数量，体现了该出版物对于专利产出的贡献。

2. 被专利引用的文章数（Patent-cited Scholarly Output） 指被专利引用的文章数，统计了被评估的出版物中被专利引用的文章数量，体现了该出版物的技术转化程度。

二、分析结果

（一）学术界与产业界的知识流动总体状况

该领域内学术界与产业界的知识流动情况详见图 3-1。

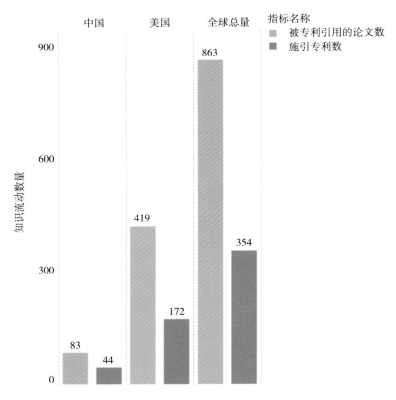

图 3-1　学术界与产业界的知识流动

图中可见美国文章的施引专利数量（419）远高于中国（83），约为全球总量（863）的一半；被专利引用的文章数（172）也远高于中国（44），同样约达到了全球总量（354）的一半。中国文章的施引专利数量（83）约为美国（419）的1/5；被专利引用的文章数（44）约为美国（172）的1/4。其中中国的44篇被专利引用的文章中，参与贡献文章数排名前4的中国机构分别为中国科学院、清华大学、浙江大学和香港中文大学。出现频率最高的5个关键词为"神经网络"（Neural Network）、"深度学习"（Deep Learning）、"心律失常"（Heart Arrhythmia）、"人工智能"（Artificial Intelligence）和"计算机辅助诊断"（Computer-aided Diagnose）。而美国的 172 篇被专利引用的文章中，参与贡献文章数排名前 5 的美国机构分别为哈佛大学、美国国立卫生研究院（National Institutes of Health，NIH）、麻省理工学院、范德堡大学和加州大学洛杉矶分校。出现频率最高的 5 个关键词为"深度学习"（Deep Learning）、"机器学习"（Machine Learning）、"神经网络"（Neural Network）、"乳腺钼靶"（Mammography）和"阿尔茨海默病"（Alzheimer's Disease）。

（二）Health AI 技术研究的主题、地域机构及时间分析

对 Health AI 技术产生较高影响的前 10 项基础性研究见表 3-1。

表 3-1　对 Health AI 技术产生影响的基础性研究排名情况（Top 10）

序号	主题	国家/地区	机构	出版物来源	被专利引用的次数
1	深卷积神经网络用于计算机辅助检测（Shin et al, 2016）	美国	美国国立卫生研究院（NIH）	IEEE Transactions on Medical Imaging	23
2*	机器学习用于遗传学和基因组学研究（Libbrecht and Noble, 2015）	美国	华盛顿大学（Univ Washington）	Nature Reviews Genetics	20
3	部分容积效应的冠状动脉腔自动分割算法在基于 CCTA 的冠状动脉病变血流动力学评估的准确性（Freiman et al, 2017）	以色列	飞利浦医疗系统技术有限公司（Philips Med Syst Technol Ltd）	Medical Physics	15
4	多视图卷积网络减少 CT 图像中的肺结节检测假阳性（Setio et al, 2016）	荷兰	拉德堡德大学（Radboud Univ Nijmegen）	IEEE Transactions on Medical Imaging	14
5	机器学习用于冠状动脉断层扫描（Itu et al, 2016）	美国	西门子公司（Siemens AG）	Journal of Applied Physiology	13
6	机器学习在人类的剪接编码对于疾病遗传决定因素中的应用（Xiong et al, 2015）	加拿大	多伦多大学（Univ Toronto）	SCIENCE	13

序号	主题	国家 / 地区	机构	出版物来源	被专利引用的次数
7	自动学习卷积神经网络用于核分割（Xing et al, 2016）	美国	佛罗里达大学（Univ Florida）	IEEE Transactions on Medical Imaging	12
8	深度神经网络诊断皮肤癌达到皮肤病专家的水平（Esteva et al, 2017）	美国	斯坦福大学（Stanford Univ）	Nature	12
9	局部敏感深度学习在常规结肠癌组织学图像中检测和分类细胞核（Sirinukunwattana et al, 2016）	卡塔尔；英国	卡塔尔大学；华威大学（Qatar Univ；Univ Warwick）	IEEE Transactions on Medical Imaging	12
10	深度学习提高组织病理学诊断准确性和效率（Litjens et al, 2016）	荷兰	拉德堡德大学（Radboud Univ Nijmegen）	SCIENTIFIC REPORTS	11

注：*综述类论文

表中可见 2015 ~ 2020 年专利高被引前 10 位的研究包括 9 项试验性研究和 1 项回顾性研究，其中 6 项研究在高科学影响力排名中进入前 20 位，这表明 Health AI 领域的研究在科学影响力和专利影响力上具有一定程度的正相关。

从这些研究的内容来看，被专利引用前 10 位的应用领域包括计算机辅助检测、疾病诊断和分类、遗传学和基因组学等内容，其中 7 项研究涉及图像识别技术。而被专利引用最多的研究文章为 NIH 于 2016 年将深度卷积神经网络用于计算机辅助检测（Shin et al, 2016）的研究，被引次数高达 23 次；拉德堡德大学在 2016 年有关 CT 图像肺结节假阳性检测（Setio et al, 2016），卡塔尔大学和华威大学在 2016 年开展的有关结肠癌检测（Sirinukunwattana et al, 2016）等辅助检测研究分别被专利引用 14 次和 12 次；2015 年华盛顿大学（Libbrecht and Noble, 2015）和多伦多大学（Xiong et al, 2015）将机器学习用于遗传学和基因组学的研究，被引次数分别达到了 20 次和 13 次。另外还有 50% 的研究将 Health AI 技术应用于疾病的诊断和分类上，其中冠状动脉相关研究 2 项，细胞核分类、皮肤癌诊断、组织病理学诊断相关研究各 1 项。研究中以飞利浦公司在 2017 年做的有关深度学习在冠状动脉病变血流动力学评估中的准确性研究（Freiman et al, 2017）被引用次数最多，高达 15 次。

　　表中还可以发现参与专利高被引前 10 位的研究机构共 10 家，其中有 2 家机构是企业，分别是被引排名第三的飞利浦公司（Freiman et al, 2017）和被引排名第五的西门子公司（Itu et al, 2016）。它们所开展的研究均与机器学习应用于冠状动脉检测相关，且被引用次数分别是 15 次和 13 次，这在一定程度上显示该研究领域是公司近期产品研发的重点。除荷兰的拉德堡德大学有 2 项研究被引次数位于前 10 位外，其余单位仅有 1 项研究。而专利排名前 10 的国家中，超过 50% 的研究来自美国，亚洲只有卡塔尔和以色列 2 个国家，其他国家均为欧洲国家。专利被引用次数前 10 位的研究有 2 项为 2015 年的研究，6 项为 2016 年的研究，2 项为 2017 年的研究，然而近两年研究成果并未出现在专利高被引的前 10 位中。究其原因可能与专利申请周期较长导致专利高被引研究有一定延迟性有关。

（三）Health AI 细分领域的科学技术交叉情况分析

　　在 Health AI 细分领域中，我们根据被专利引用的文献及引用文献的专利数量判断该领域中的科学技术的交叉情况，具体见表 3-2。

表 3-2　全球被专利引用的文献与专利数量情况比较

时间	机器人（Robotics）		机器学习（Machine Learning）		自然语言处理（Natural Language Processing）		知识库（Knowledge Bases）	
	施引专利数	被专利引用文献数	施引专利数	被专利引用文献数	施引专利数	被专利引用文献数	施引专利数	被专利引用文献数
2015	6	3	77	38	3	1	0	0
2016	5	2	206	78	0	0	0	0
2017	1	1	151	74	2	2	3	1
2018	2	1	152	92	2	1	0	0
2019	0	0	15	11	0	0	0	0

　　根据该表可以发现，在专家系统及决策规则这两个 AI 子领域中，全球被专利引用的文献及引用文献的专利数量均为 0，提示这两个领域的产研融合有待进一步发展。而在机器人、机器学习、自然语言处理及知识库 4 个 AI 子领域之中，机器学习依然是被引及引用最多的学科领域，机器人领域的被引数量也相对较高。但总体被专利引用文献数量较每年发表的文献数量仍然有两个数量级的差距，这表明产研结合的空间和前景十分广阔，值得努力和投入。

第4章
科学社会交互研究

一、数据与指标

（一）数据来源

本报告的数据采用由北京大学健康医疗大数据国家研究院和爱思唯尔出版集团双方融合后的数据集，该数据集含有 25 717 篇与 Health AI 主题有关的科学出版物。基于爱思唯尔出版集团信息分析公司旗下的 PlumX 数据平台进行数据统计分析。PlumX 平台对各类学术研究成果的交流、分享及互动进行了广泛的数据统计和研究，进而对学术研究成果的社会影响力进行评估。

（二）科学社会交互判定指标

1. 利用率指数（Usage） 该指标体现了一篇文章被阅读或者以其他方式被研究的程度，包含该文章被点击、下载、阅读、摘要阅读、图书馆收录等数据。利用率指数常是研究人员继被引次数之后另一个想要了解的统计指标。

2. 注意力指数（Capture） 该指标体现该研究工作被引起注意并被反复研究的程度，包含一篇文章的"书签""最喜欢""读者""导出""订阅"等数据。

3. 多媒介提及指数（Mention） 该指标体现了研究工作被各种媒体所提及的程度，包含一篇文章被博客提及、评论、归属于论坛主题、新闻提及、列为参考文献、归为综述内容等数据。

4.社交媒体传播指数（Social Media） 该指标体现了研究工作在社交媒体上被传播的程度，包含其在 YouTube、Facebook、新浪微博、Reddit、Twitter 等重要媒体出现的数据。

PlumX 平台分别给出每篇文章在上述 4 个指标上的分值，但结果并未建立一个综合指数。因本报告重点是分析相关研究成果的社会影响力，所以我们在此仅纳入多媒介提及指数和社交媒体传播指数这两个指标进行分析。主要分析目标是两个指数的关键词，这些关键词的获取方法首先是利用"指纹引擎"经文本挖掘和自然语言处理技术，对涉及文章的相关内容进行处理，抽取到有代表性关键词，再将其与爱思唯尔的多学科词表进行匹配，最后获得标准关键词。然后对这些标准关键词涉及的内容及在两个指数中的细分内容和来源进行科学社会交互情况的分析判断。

二、分析结果

（一）多媒介提及指数较高的关键词分析

我们应用全球多媒介提及指数将排名前 20 的文章关键词进行分析，其关键词显示研究内容主要集中在"放射学""深度学习""乳腺钼靶""伦理学""神经影像学"及"丝状病毒科"等相关方面（图 4-1）。

而在中国学者发表的多媒介提及指数排名前 20 的文章中，其关键词分析显示研究内容主要集中在"机器学习""认知功能障碍""慢性疲劳综合征""扩张型心肌病"及"多模态数据"等相关方面（图 4-2）。

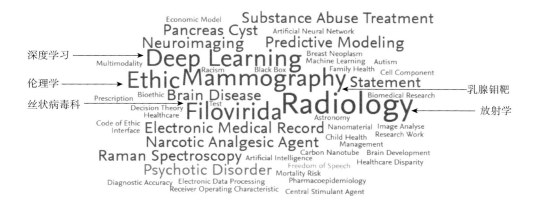

深度学习
伦理学
丝状病毒科
乳腺钼靶
放射学

图 4-1　全球学者发表的多媒介提及指数排名前 20 位的文章关键词分布云图

注：云图引自爱思唯尔数据分析公司的 Scival 分析平台。其中关键词的大小与出现频度有关，关键词越大，说明词频越高；而颜色与关键词出现的年度有关，绿色表示词频逐年增高，蓝色表示词频逐年降低

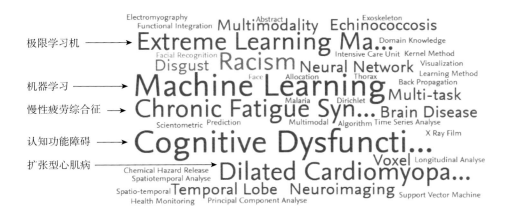

极限学习机
机器学习
慢性疲劳综合征
认知功能障碍
扩张型心肌病

图 4-2　中国学者发表的多媒介提及指数排名前 20 位的文章关键词分布云图

注：云图引自爱思唯尔数据分析公司的 Scival 分析平台。其中关键词的大小与出现频度有关，关键词越大，说明词频越高；而颜色与关键词出现的年度有关，绿色表示词频逐年增高，蓝色表示词频逐年降低

（二）社交媒体传播指数较高的关键词分析

根据全球社交媒体影响力指数，我们对排名前 20 的文章关键词进行分析，显示其研究内容主要集中在"放射学""深度学习""探针""伦理学"等方面（图 4-3）。

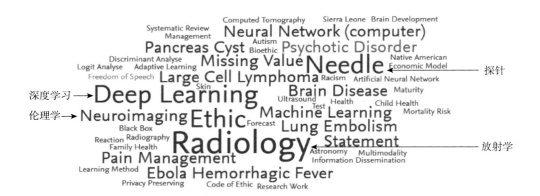

图 4-3　全球学者发表的社交媒体传播指数排名前 20 的文章关键词分布云图

注：云图引自爱思唯尔数据分析公司的 Scival 分析平台。其中关键词的大小与出现频度有关，关键词越大，说明词频越高；而颜色与关键词出现的年度有关，绿色表示词频逐年增高，蓝色表示词频逐年降低

而在中国社交媒体影响力指数排名前 20 的文章中，关键词分析显示其研究内容主要集中在"机器学习""神经网络""深度学习"和"慢性疲劳综合征"等相关内容（图 4-4）。

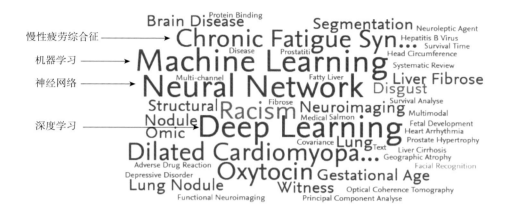

慢性疲劳综合征 ————→

机器学习 ————→

神经网络 ————→

深度学习 ————→

图 4-4　中国学者发表的社交媒体传播指数排名前 20 的文章关键词分布云图

注：云图引自爱思唯尔数据分析公司的 Scival 分析平台。其中关键词的大小与出现频度有关，关键词越大，说明词频越高；而颜色与关键词出现的年度有关，绿色表示词频逐年增高，蓝色表示词频逐年降低

（三）社交媒体传播指数的内容、来源和报道量分析

全球和中国学者发表的社交媒体传播指数排名前 10 位研究的具体内容、机构和报道量分别见表 4-1 和表 4-2。

表 4-1　全球社交媒体传播指数排名前 10 位的研究主题，报道量和来源分析

序号	主题	报道量	出版物来源
1	自闭症谱系障碍高危婴儿的早期大脑发育 （Hazlett et al，2017）	100260	国家货币经济研究所；麻省理工学院（Natl Bur Econ Res；MIT）
2	美国晚年医疗支出预测模型 （Einav et al，2018）	25984	IBM 沃森资源中心（IBM TJ Watson Res Ctr）
3	自动分析预测高危青年的精神病发作 （Bedi et al，2015）	23004	鲁汶大学；莱顿大学（Katholieke Univ Leuven；Leiden Univ）
4	机器学习和逻辑回归在临床预测模型的应用 （Christodoulou et al，2019）	10584	阿默科尔放射科医师；Natl Jewish Hlth（Amer Coll Radiol；Natl Jewish Hlth）

序号	主题	报道量	出版物来源
5	人工智能伦理在放射学中的应用 （Geis et al，2019）	5177	约翰霍普金斯大学（Johns Hopkins Univ）
6	胰腺囊肿患者治疗的多模态试验 （Springer et al，2019）	3537	哈佛大学；博德研究所 （Broad Inst MIT & Harvard）（Harvard Univ；Broad Inst MIT & Harvard）
7	机器学习和应用程序预测埃博拉患者的预后 （Colubri et al，2016）	2896	AteroPoint LLC，Stroke Monitoring & Diagnost Div；（AtheroPoint LLC，Stroke Monitoring & Diagnost Div）
8	机器学习用于糖尿病风险分层 （Maniruzzaman et al，2018）	2220	Global Biomed Technol（Global Biomed Technol）
9	机器学习"应对伦理挑战" （Char et al，2018）	1734	斯坦福大学（Stanford Univ）
10	判别分析和机器学习方法在 DLBCL COO 分类免疫组化算法中的应用 （Perfecto-Avalos et al，2019）	1344	Ctr Med Dr Ignacio Chavez ISSSTESON（Ctr Med Dr Ignacio Chavez ISSSTESON）

注：* 综述研究

表 4-2　中国社交媒体传播指数排名前 10 位的研究主题、报告量与来源分析

序号	主题	报道量	出版物来源
1	厌恶感知神经基础在种族偏见中的研究 （Liu et al，2015）	182	深圳大学
2	抗精神病药物与心源性猝死的预测、管理和未来挑战 （Zhu et al，2019）*	80	济宁医学院
3	卷积神经网络在临床文本中的医疗关系分类应用 （He et al，2019）	74	哈尔滨工业大学
4	帕金森病患者皮质回缩的研究 （Xu et al，2017）	48	电子科技大学； 中国科学院深圳先进技术研究院
5	人工智能在抑郁症与慢性疲劳综合征相关性中的应用 （Zhang et al，2019）	42	北京中医药大学

序号	主题	报道量	出版物来源
6	催产素在相互感知信号和外部社会线索之间的作用 （Yao et al, 2018）	36	中国科技大学
7	深度学习与非深度学习在磁共振成像分类寻找前列腺癌中的应用 （Wang et al, 2017）	36	华中科技大学
8	深度学习识别癌症特异性结合位点 （Wang et al, 2019）	30	陕西师范大学
9	机器学习预测心血管事件 （Chen et al, 2019）	24	华南理工大学
10	深度投票模型在自动地理萎缩分割的应用 （Ji et al, 2018）	24	南京理工大学

注：＊综述研究

表中可见全球范围内被社交媒体报道量最高的 10 项研究包括 2 项回顾性研究和 8 项试验性研究；中国被大众媒体报道量最高的 10 项研究包括 1 项回顾性研究和 9 项试验性研究。全球社交媒体报道量排名前 10 的研究与高科学影响力排名前 20、高技术影响力排名前 10 的研究均未见重复，这在一定程度上提示社交媒体关注的内容与科学共同体关注的重点不尽相同。

从表中所报道的具体内容来看，全球范围内被传播次数最多的是北卡罗来纳大学在 2017 年做的"有关自闭症谱系障碍高危婴儿的早期大脑发育"（Hazlett et al, 2017）的研究，被报道量高达 100 260 次，远高于其他研究被报道的次数；全球范围内其他被高频报道的研究细分领域还涉及医疗支出、精神疾病、临床结局预测、放射学、肿瘤学及常见病多发病的评估等方向。而中国被大众媒体报道次数占比较少，这可能与统计的社交媒体源侧重 Twitter、Facebook 等国外重要平台，因此中国的研究被这些社交媒体传播的频次显著较低有关。其中传播频次最多的是深圳大学所做的有关"厌恶感知神经基础在种族偏见中的作用"（Liu et al, 2015）的研究，被报道 182 次，其余 9 项被报道次数均未超过 100 次，内容涉及心理疾病、医疗关系、癌症、帕金森病和心血管疾病等常见病、多发病领域。相比较科学共同体的关注点，社交媒体报道的内容更多涉及常见病、多发病及医疗卫生领域公众所关心的问题，且与当时的社会需求紧密关联，如美国国家经济研究局和麻省理工学院合作的有关晚年医疗支出预测模型（Einav et al, 2018）的研究与当今美国老龄化加剧的社会现实有联系。

从社交媒体指数排名前 10 的研究来源和时间来看，中国被社交媒体高频报道和传播的 10 项研究均来自各大高校，其中中国电子科技大学的参与度较其他高等院校要高；而全球范围内被高频报道的研究机构类型较为多元化，除大学外还包括 IBM 公司（Bedi et al, 2015）、美国放射学学会和犹太民族健康协会（Geis et al, 2019）等企业或社会机构。从相关研究的发表时间看，全球范围内被高频报道前 10 位的研究中有 4 项研究是 2019 年被发表的，而我国被高度报道前 10 的研究中有 5 项研究发表于 2019 年，但相对于进入全球高科学影响力和高技术影响力的排名研究来说，却仅有 1 项于 2019 年发表。原因除了与科技转化时论文发表与专利被引有一定迟滞性外，也提示社交媒体对科学研究的反馈还是比较及时的。

第 5 章
人类－机器协同（AI 临床试验）研究

一、研究的现状和存在的问题

因为医疗领域的快速信息化进程，已经积累了海量的人类健康数据，因此已有越来越多的临床医师与计算机科学家合作致力于利用这些宝贵的健康数据去挖掘信息和开发产品，用以提升人类健康水平并减轻医疗卫生体系现有的沉重负担。据估计，全球医疗人工智能市场的价值从 2018 年的 20 亿美元到 2025 年将增长至 36 亿美元，年增长率达到 50%（引自 2020 年 Nagendran 等关于人工智能与临床医师的系统综述）。人工智能相关的健康管理设备与临床决策支持系统是当前医疗领域的研究热点之一。现有的人工智能应用在医疗领域的研究涵盖了多个方面，包括疾病筛检，疾病严重程度分类，辅助诊断，疾病预后预测，临床决策支持和治疗方案推荐等。

以人工智能的分支深度学习为例，其在医学成像领域表现出强劲的落地应用前景。随着越来越多研究成果的发表，各界对医学成像领域的深度学习研究兴趣日益浓厚。美国斯坦福大学自 2017 年首份 AI 指数报告列出"人类级表现里程碑"（Human-Level Performance Milestones）清单后，健康医疗领域人工智能每年均有入选。例如，2017 年入选的《自然》（Nature）杂志题为"人工智能诊断皮肤癌"的文章，文中 Esteva 等报道了一个基于数据集的人工智能系统，包含 2032 种不同疾病的 129 450 张临床图像，并比较了其与 21 名通过认证的皮肤科医师的诊断水平。结果发现人工智能系统有能力对皮肤癌进行分类，该能力甚至可比肩皮肤科医师；2018 年，入选的"人工智能用于前列腺癌的分级"，是由 Google 开发的一个深度学习系统，其对前列腺癌进行自动分级的总体准确率可达 70%，而美国委员会认证的病理学家在同一领域研究中的平均准确率为 61%；2019 年入选的一项研究是 Ruamviboonsuk 等关于"深度学习算法用于糖尿病视网膜病变诊断的研究"，临床验证显示，AI 的诊断准确度明显高于专家。

近两年，人们可经常看到一些媒体新闻出现诸如"研究发现，Google 人工智能比医师早一年发现肺癌"及"人工智能比医师更擅长诊断皮肤癌"这样的标题。这种宣传极大增加了公众和商业集团对健康医疗人工智能的兴趣，也促进了技术的发展和应用。但要指出的是这些研究方法背后的偏倚风险尚未得到详细的检验。根据《英国医学杂志》（*The BMJ*）2020 年发表的一项研究，伦敦帝国理工学院的研究人员回顾了过去 10 年发表的研究结果，系统地对研究设计、报告标准、偏倚风险进行了检查，并将深度学习算法在医学成像方面的表现与临床专家的意见进行比较。结果显示，目前 AI 临床试验领域很少有前瞻性的深度学习研究和随机试验。大多数非随机化试验不具有前瞻性并存在较高的偏倚风险，可偏离现有的报告标准。大多数研究缺乏数据和代码的可用性，且人类对照组数量通常很小。显示关于 AI 与临床医师比肩或优于临床医师诊断能力的说法有夸大之嫌，这对患者安全和人类健康构成了潜在风险。这种评价中过分的预测会使研究被媒体和公众曲解，不符合患者的最佳利益，也无法最大限度地保障患者的安全。因此我们认为要确保有高质量和透明度的报告作为证据基础，所制定的保障人类健康的策略才是最佳的。

我们认为当前有关人工智能相关的医疗应用设备与系统的研究、评价与审批制度并不完善。2020 年 *Nature* 同时发表了两篇人工智能临床试验研究的报告规范指南，以推进该项研究的规范化进程。我国于 2016 年发布了《国务院办公厅关于促进和规范健康医疗大数据应用发展的指导意见》（国办发〔2016〕47 号），提出通过"互联网＋健康医疗"新模式培育发展新业态的目标。自此之后，我国在这一方面的临床试验迅速发展，临床试验研究机构承接及牵头试验的能力也得到了大幅度提升。

本报告针对"研究条件"下人机可媲美能否转化为"真实世界"人机可媲美存有争议的现状，重点介绍全球及我国人工智能医疗设备与系统开展临床试验的数量、人群、干预措施及研究设计等，旨在探索全球及我国正在开展的这项临床试验的基本特征及变化趋势。

二、数据与指标

（一）数据来源

本部分的数据来源于国际通用的临床试验登记与 ClinicalTrials.gov 信息公示平台（https://clinicaltrials.gov/）。基于该数据库提取人工智能相关的临床试验数据的流程如图 5-1 所示。

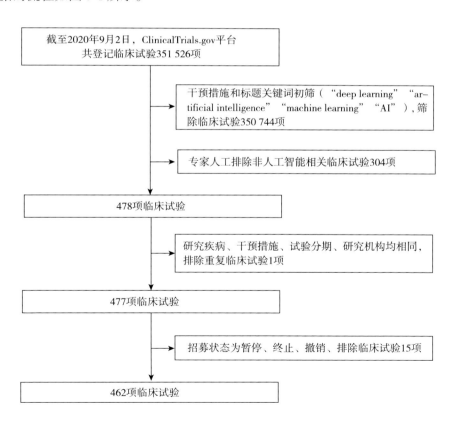

图 5-1　数据提取流程图示

首先，我们以"Deep Learning""Artificial Intelligence""Machine Learning""AI"为关键词对临床试验的干预措施及标题进行初筛（n=782），然后由医疗领域的专业人士进行人工复筛，排除非人工智能相关的临床试验（n=304）；其次根据研究疾病、干预措施、试验分期、研究机构是否存在相同等，筛选出可能的重复临床试验，再由专业人士人工判断是否确为重复临床试验，排除这些重复临床试验（n=1）；最后还要排除招募状态为暂停、终止、撤销的临床试验（n=15）。最终，将筛选出的 462 项人工智能相关的临床试验纳入分析范围。

（二）分析方法

1. 信息提取　从最终筛选的人工智能相关的临床试验登记数据中提取如下信息。主要包括以下内容。

（1）基本信息：题目、研究机构、申报日期、所在国家等。

（2）试验设计信息：包括目的、研究类型、干预措施、研究人群、试验分期、样本量等。

（3）试验实施信息：包括招募状态、试验结果等。

2. 数据处理与统计分析　使用 Python 3.7 软件进行。根据名称中是否包含"university/college""hospital""company/Co.""Ltd/Inc."等标识，将涉及的机构分为两大类：大学 / 医院类研究机构和企业。统计学包括描述性统计并使用数值（百分比）描述计数型数据。结果描述包括临床试验的数量、招募状态、研究机构、试验分期、研究类型、干预措施、研究人群、样本量的分布特征、时间变化趋势与国家分布的比较，并对已有试验结果的临床试验进行总结。

三、分析结果

（一）临床试验数量变化

2006 ～ 2020 年 ClinicalTrials.gov 平台共登记来自全球的 462 例人工智能相关的临床试验。各国人工智能临床试验数量占比前 10 位的国家依次是中国、美

国、法国、英国、瑞士、加拿大、韩国、新西兰、意大利和以色列。因后 5 位
国家的该临床试验数量差距较小，为了方便观察，我们只对全球和排名前 5 的
国家每年发起的人工智能临床试验数量显示的变化趋势做了比较，结果见图
5-2。

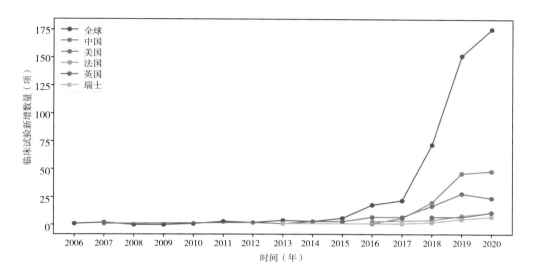

图 5-2　2006 ～ 2020 **全球数量占比前 5 位的国家发起人工智能临床试验新增数量变化趋势**

图中可见，自 2017 年起，全球人工智能相关临床试验的新增数量呈快速递
增趋势，其中主要发起国为中国和美国。中国人工智能相关临床试验的新增数
量在 2017 年超越美国，成为全球开展人工智能相关临床试验新增数量最多的国
家。2020 年，中国人工智能相关临床试验的新增数量达到 48 例，在全球新增人
工智能相关临床试验中占比 27.3%（2020 年的数据统计截至 2020 年 9 月）。

（二）发起机构分布情况

1. 机构数量　2006 ～ 2020 年全球及中国发起人工智能临床试验的研究机
构数量随时间变化的趋势见图 5-3 和图 5-4。

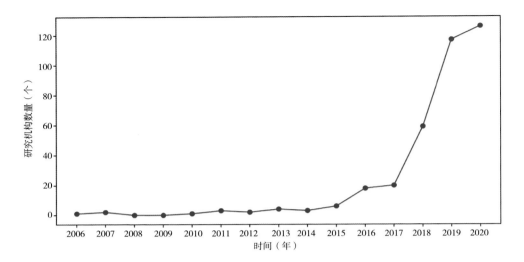

图 5-3   2006 ～ 2020 **全球人工智能相关临床试验的研究机构数量的时间变化趋势**

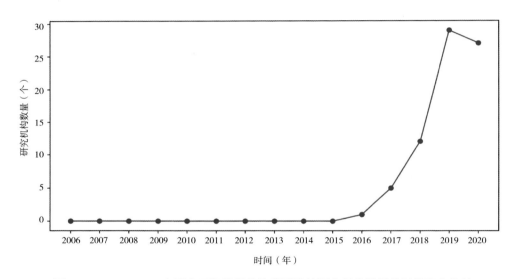

图 5-4   2006 ～ 2020 **中国人工智能相关临床试验的研究机构数量的时间变化趋势**

图中可见，2017 ～ 2019 年，全球及中国从事过人工智能相关临床试验的研究机构数量均呈快速递增趋势。截至 2020 年 9 月，全球从事过人工智能相关临床试验的研究机构为 126 所，其中中国的研究机构为 27 所，占比 21.4%。

2. 排名前 10 的机构分析   全球及中国人工智能相关临床试验数量排名前 10 位的研究机构见表 5-1。

表 5-1　全球及中国人工智能相关临床试验数量排名前 10 位的研究机构

序号	全球研究机构	临床试验数量	中国研究机构	临床试验数量
1	中山大学	20	中山大学	20
2	山东大学	14	山东大学	14
3	Dascena	12	郑州大学第一附属医院	6
4	梅奥诊所（Mayo Clinic）	7	长海医院	5
5	瑞士巴塞尔大学医院（University Hospital, Basel, Switzerland）	6	中山大学孙逸仙纪念医院	5
6	郑州大学第一附属医院	6	香港大学	4
7	长海医院	5	中山大学第六附属医院	4
8	中山大学孙逸仙纪念医院	5	上海第十人民医院	3
9	香港大学	4	中国人民解放军总医院	3
10	荷兰马斯特里赫特大学医学中心（Maastricht University Medical Center）	4	浙江大学医学院附属第二医院	3

表中可见，全球人工智能相关临床试验数量最多的前 10 位研究机构中，中国的研究机构占到 6 位。全球范围内人工智能临床试验发起量最多的研究机构为中国的中山大学（20 例）；排在第二位的是中国的山东大学（14 例）。

3. 机构类型分析　全球、中国及美国人工智能临床试验发起机构的类型分布见图 5-5。

图中可见，全球人工智能相关临床试验的发起机构中，大学 / 医院类机构有 171 所（59.2%），企业类机构有 118 所（40.8%）。中国人工智能相关临床试验的发起机构中，绝大部分为大学 / 医院类机构，有 48 所（88.9%）；企业类机构仅有 6 所（11.1%）。美国人工智能临床试验的发起机构中，大学 / 医院类机构有 39 所（60.0%），企业类机构有 26 所（40.0%）。

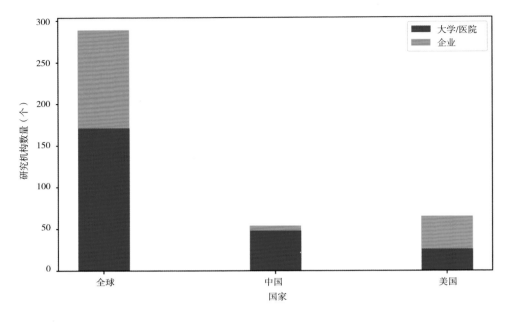

图 5-5　研究机构的类型

（三）临床试验分期变化

2006 ～ 2020 年全球人工智能相关临床试验分期的时间变化趋势见图 5-6。

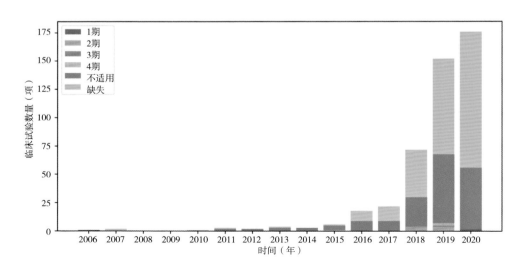

图 5-6　2006 ～ 2020 年全球人工智能相关临床试验分期的时间变化趋势

图中所见，全球范围内所进行的人工智能临床试验中有 96.8% 的分期被研究者划分为不适用或者缺失，不能归入类似药物临床试验Ⅰ、Ⅱ、Ⅲ、Ⅳ的四个分期类别中（Ⅰ期即初步的临床药理学及人体安全性评价；Ⅱ期即治疗作用的初步评价阶段；Ⅲ期即治疗作用的确证阶段；Ⅳ期即新药上市后由申请人自主进行的应用阶段研究）。现已有明确分期的 15 项临床试验中，10 项处于临床早期阶段（Ⅰ～Ⅱ期），处于临床Ⅲ期和Ⅳ期的只有 5 项。提示临床试验大多处于起步阶段。

（四）研究类型分布情况

全球人工智能相关临床试验的研究类型分布中，观察型的研究为 272 项（58.9%），占一半以上，而干预型的研究为 190 项（41.1%）。

（五）干预措施类型研究

2006 ～ 2020 年全球人工智能临床试验干预措施历年的变化趋势见图 5-7。

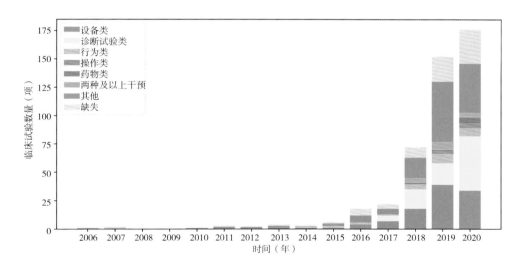

图 5-7 2006 ～ 2020 年全球人工智能相关临床试验的干预措施的时间变化趋势

图中显示，干预措施以设备类干预（22.7%）和诊断试验类干预（19.3%）为主，其次为行为干预（5.4%）。自 2017 年起，设备类干预与诊断试验类干预的临床试验数量有大幅增加。

2006～2020 年美国人工智能相关临床试验干预措施历年的变化趋势见图 5-8。图中显示，美国人工智能相关临床试验中，干预措施以设备类干预（32.3%）和行为干预（16.1%）为主。自 2017 年起，美国设备类干预的临床试验的数量大幅度增加。

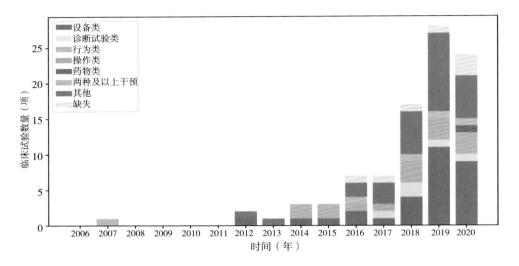

图 5-8　2006～2020 **年美国人工智能相关临床试验的干预措施的时间变化趋势**

而 2006～2020 年中国人工智能相关临床试验干预措施历年的变化趋势见图 5-9。图中显示中国干预措施的变化与美国不同，以诊断试验类干预（24.8%）和设备类干预（20.7%）为主，其次为操作类干预（5.8%）。2020 年，中国诊断试验类干预的临床试验数量有大幅度增加。

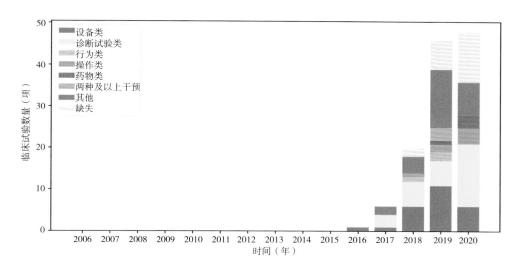

图 5-9　2006～2020 年中国人工智能相关临床试验的干预措施的时间变化趋势

（六）目标人群（疾病谱）分析

我们对全球、中国及美国人工智能临床试验排名前 20 位的目标人群进行了分析，具体情况见表 5-2。

表 5-2　全球、中国及美国人工智能临床试验的研究人群分布

全球		中国		美国	
研究人群	临床试验数量	研究人群	临床试验数量	研究人群	临床试验数量
乳腺肿瘤	20	糖尿病视网膜病变	6	心力衰竭	6
息肉	19	乳腺肿瘤	6	乳腺肿瘤	5
腺瘤	17	神经胶质瘤	6	抑郁	4
结肠息肉	14	腺瘤	5	息肉	4
冠心病	12	青光眼	5	心脏杂音	3
糖尿病	12	结肠息肉	5	高血压	3
心力衰竭	11	眼部疾病	5	糖尿病	3
脓毒血症	10	息肉	5	心脏疾病	3
抑郁	10	心肌缺血	5	腺瘤	3
心肌缺血	10	冠心病	5	结肠息肉	2

全球		中国		美国	
研究人群	临床试验数量	研究人群	临床试验数量	研究人群	临床试验数量
新型冠状病毒肺炎	10	肺肿瘤	4	低血压	2
肺肿瘤	10	直肠肿瘤	4	慢性疼痛	2
脑卒中	9	肿瘤	4	2 型糖尿病	2
视网膜疾病	9	肝细胞癌	4	脓毒血症	2
糖尿病视网膜病变	9	溃疡性结肠炎	2	肿瘤	2
毒血症	9	肿瘤转移	2	冠状病毒感染	2
心脏疾病	8	溃疡	2	焦虑症	2
心血管疾病	8	癫痫	2	周围性血管疾病	2
肿瘤	8	糖尿病	2	前列腺肿瘤	2
神经胶质瘤	8	脑卒中	2	毒血症	2

注：临床试验数量以项计算

从表中我们看到，根据临床试验研究人群的具体疾病谱及其发生的频数表，显示全球范围内人工智能临床试验主要关注的疾病有：肿瘤（尤其是乳腺癌）、糖尿病和心血管疾病（尤其是冠心病）。此外，抑郁症与 2019 年暴发的新型冠状病毒肺炎（Coronavirus Disease 2019，COVID-19）也受到较多关注。有关国家的分析中，中国人工智能临床试验主要关注的疾病包括肿瘤、眼部疾病（尤其是青光眼与糖尿病引起的视网膜病变）、心血管疾病（尤其是冠心病）和糖尿病。而美国人工智能临床试验主要关注的疾病是肿瘤、神经系统病变、心血管疾病（尤其是心力衰竭）、抑郁症和慢性疼痛。

（七）样本量分布情况

我们对全球人工智能临床试验的样本量分布也进行了分析，具体见图 5-10。

图中显示，纳入样本量 >1000 例的临床试验共 134 项（29.1%），纳入样本量 > 5000 例的临床试验为 63 项（13.7%）。该部分研究人群的疾病分布见表 5-3。其中有关人工智能相关临床试验中涉及干预措施的分布见图 5-11。

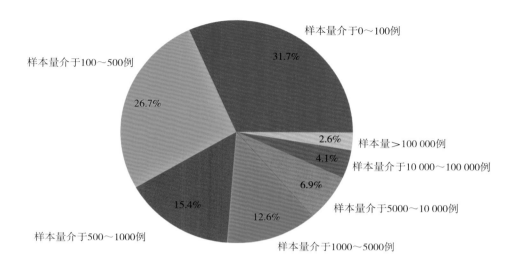

图 5-10　样本量数量分布

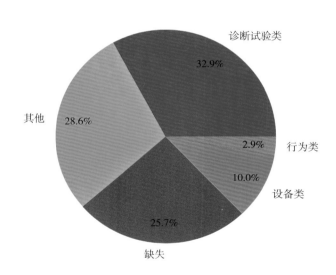

图 5-11　样本量＞ 5000 例的人工智能相关临床试验的干预措施种类

表 5-3　样本量＞ 5000 例的人工智能相关临床试验的研究人群疾病谱分布

研究人群	临床试验数量（项）
脓毒血症	8
毒血症	7
乳腺肿瘤	5
新型冠状病毒肺炎	4
青光眼	3
术后并发症	3
心血管疾病	3
心脏疾病	2
冠心病	2
慢性阻塞性肺疾病	2

　　图表中可以发现，干预措施以诊断试验类干预（32.9%）为主，所研究人群的疾病类型主要包括肿瘤、毒血症、心血管疾病和 COVID-19。

（八）招募状态分布情况

　　我们对全球人工智能临床试验的招募状态分布进行了研究，结果见图 5-12。

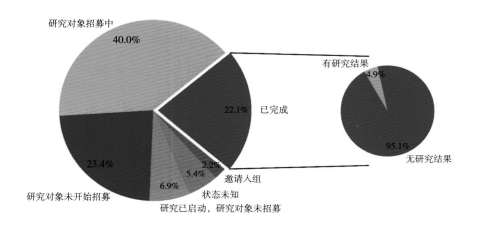

图 5-12　招募状态分布

图中可见，已有 102 例（22.1%）临床试验完成受试者招募，有 185 例（40.0%）临床试验正在进行受试者招募。而已完成受试者招募的临床试验中，有 5 例（4.9%）临床试验已报告了部分或全部试验结果。

（九）临床试验结果报道研究

ClinicalTrials.gov 信息公示平台已报告了部分结果或全部结果的临床试验共有 5 项，其研究设计与试验结果见表 5-4。

表中所见，其中 4 项临床试验的结果均支持人工智能相关的设备或行为干预对受试者的健康状况有正向的积极影响，1 项临床试验因未设计对照组，试验结果不可比。

表 5-4　人工智能临床试验已报告结果的 5 个项目详细情况比较

临床试验注册号	标题	国家	机构	完成日期	研究人群	分期	样本量	干预措施	结果
NCT0217226	Artificial Intelligence in a Mobile Intervention for Depression and Anxiety (AIM)	美国	西北大学	2016.6	抑郁；焦虑	不适用	105	行为干预：手机软件 IntelliCare	与干预前相比，行为干预降低了重症抑郁和焦虑患者的抑郁和焦虑程度
NCT02801877	Artificial Intelligence in a Mobile (AIM) Intervention for Depression	美国	西北大学	2018.1	抑郁；焦虑	不适用	301	行为干预：手机软件 IntelliCare；推荐系统；教育培训	与只使用 IntelliCare 软件干预相比，结合使用推荐系统干预和（或）教育训练干预可以增加抑郁和焦虑患者的依从性，但无法降低其抑郁或焦虑程度
NCT02988193	Piloting Healthcare Coordination in Hypertension	美国	Optima Integrated Health 公司；加利福尼亚大学	2017.2	高血压	不适用	28	设备类干预：临床辅助决策系统	该临床辅助决策系统给出的大部分治疗建议均被医师采纳。干预组和对照组均未发生不良结局

续表

临床试验注册号	标题	国家	机构	完成日期	研究人群	分期	样本量	干预措施	结果
NCT03363825	Randomized Controlled Trial of an Online Machine Learning-Driven Risk Assessment and Intervention Platform for Increasing the Use of Crisis Services	美国	哈佛大学	2017.9	自杀和抑郁	不适用	39 450	行为干预：就医教育	相比对照组，干预组就医频率增加
NCT03643692	Adaptive, Real-time, Intelligent System to Enhance Self-care of Chronic Disease	英国	伦敦帝国大学	2019.7	1 型糖尿病	不适用	12	设备类干预：慢性疾病智能自助系统	干预组的糖尿病患者血糖控制更佳

第6章
本研究的主要结论

  本报告综合发挥北京大学健康医疗大数据国家研究院和爱思唯尔双方各自的优势，分别通过医学术语组配检索和综合性 AI 数据集自动分类的方式，确定了本次研究中健康医疗人工智能科学出版物的界定方案，回顾性分析了最近2015～2019 年全球，特别是中国健康医疗人工智能科学研究和临床试验的规模、结构和趋势，其中部分指标使用的数据截至 2020 年 9 月。希望为我国健康医疗大数据的发展提供帮助。

  从前述各章中相关指标构建的综合指数数据分析结果来看，我们有如下主要研究结论。

一、科学研究方面

（一）健康医疗人工智能发展的基础

  我们的分析发现，全球和我国健康医疗人工智能最热的研究主题均为"计算机视觉算法与模型"，主要涉及人工智能在疾病的影像学诊断方面，最近 5 年高科学影响力的论文绝大多数属于这个主题，该领域也是目前健康医疗人工智能落地应用最有前景的领域。美国斯坦福大学 2017 年起发布的人工智能指数报告中连续 3 年将人工智能用于皮肤癌、前列腺癌、糖尿病视网膜病变影像诊断的研究列为人类级表现里程碑式的成果。其次为语义模型与推荐系统，主要涉及计算机辅助诊疗与临床决策支持系统。这一系列成果都是将前沿的科学技术，如云计算、大数据等运用于医学实践后才获得的。因此我们认为，只有进一步加强前沿科学技术与医学的深度融合才能打牢健康医疗人工智能更快发展的基础。

我们认为前沿科学技术与医学的深度融合应瞄准健康医疗领域技术创新的特征，主要有三个。首先是健康医疗数据的多模态融合，建立多样性、多模态的健康医疗数据平台。这一技术瓶颈，是该领域能否获得突破性进展的关键，对于盘活海量健康医疗数据至关重要。其次是面向健康医疗领域数据的人工智能技术攻关。目前这一技术仍具有依赖大数据、需要大量人工标注、可解释性差等不足，均制约着它在健康医疗领域的广泛应用。我们需要针对这些难点和不足开展技术攻关，促进其取得突破。最后是面向健康医疗领域数据的区块链技术。区块链技术对于打破健康医疗领域的数据孤岛、激发数据共享具有重要的意义，但需要注意将健康医疗领域数据采集与应用的特点结合起来进行相关技术的开发与模式打造。

（二）健康医疗人工智能今后的研究领域

根据研究结果我们认为，今后人工智能将在公共卫生和临床诊疗中发挥更大作用。公共卫生方面主要的依据是在重大公共卫生危机及重大慢病防控中，特别需要前沿信息技术手段的支撑和助力。因此加强公共卫生体系建设，如运用大数据、人工智能、云计算等数字技术，开展 AI 紧急应对可以在这一领域发挥十分重要的作用。同时在临床诊疗方面，我们可以基于前沿科学技术手段，将海量的医学知识转化为可计算和可大规模共享的医学知识，实现医学知识的可计算化与快速应用转化，从而用大数据驱动医疗质量的提升，如基于人工智能等前沿信息技术与优质医疗资源深度结合，实现临床辅助决策和个人健康管理；构建面向临床的疾病风险预测；建立快速的影像诊断和辅助治疗应用；组建一体化一对一的健康检测及智能辅助决策系统；使用人工智能技术辅助进行新药研发、缩短药物研发时间、提高研发效率并控制研发成本、降低失败率，加速新药的发现和上市等。

（三）健康医疗人工智能技术谱的核心

本报告对健康医疗人工智能研究领域进行了划分，分别为决策规则（包括计算机启发式决策、模糊逻辑）、专家系统、知识组织系统、机器学习、自然语言处理和机器人 6 个子领域。数据分析显示，其中机器学习（含深度学习）是最受关注和增长最快的领域；其次为医疗机器人的应用。当然后者与自然语言处理、决策规则、知识组织系统、专家系统 4 个子领域的发展保持相对平稳状态。此外，从科学技术交叉的角度分析，机器学习和医疗机器人这两个研究领域的科学出版物被专利引用较多，表现出紧密的科学与技术交叉特征。

在对健康医疗人工智能研究涉及的疾病谱分析中我们发现，医疗 AI 的研究量和疾病负担总体呈正相关，疾病主要集中于各类癌症，还有以糖尿病、脑卒中和心血管疾病等为代表的慢性心脑血管疾病，其次是以癫痫、帕金森和阿尔茨海默病为代表的神经系统疾病。目前传染病领域的疾病负担很重，但与健康医疗 AI 的结合相对较少，当然这与本报告该部分数据集截至 2019 年底有关。本次新型冠状病毒肺炎疫情已使我们感受到人工智能在重大公共卫生事件应急和传染病监测预警领域的应用前景。另外，尽管报告显示母婴疾病、先天性疾病的负担也较重，但与医疗 AI 结合的研究较少，这是导致目前这类疾病的相关数据量较低的原因之一。除此之外，我们还要强调的是我国人口众多，具有患者的人群优势，因此将人工智能应用于罕见病、先天性疾病的研究相较于其他国家会具有较大的发展优势。

（四）健康医疗人工智能研发与应用中的伦理问题

本报告基于多媒介提及指数和社交媒体传播指数遴选出社会关注度较高的研究，在全球高频关键词的研究中明确显示了"伦理学"一词；但有关"伦理学"的研究，在高科学影响力的文章列表中却并未出现，这说明作为社会大众更加关注健康医疗人工智能在研发与应用时的伦理问题。因此加强健康医疗人工智能和智慧医疗开发时的伦理规范研究，尤其是涉及个人隐私数据的采集与共享、医疗数据的所有权及其归属、新型医疗服务模式在人身上的应用等问题时，切不能忽视在这些方面开展医学伦理的研究讨论，以便守住行业底线。同时，还必须加强政策与法规建设，从立法立规的角度，规范和引导相关产品与服务的研发、应用及监管，保障行业健康稳定地向前发展。

我们认为为确保健康医疗不出现伦理上的争议，除要鼓励这方面的创新性研究外，还应该在临床应用之前坚持高水平的 AI 透明性，这就要强调在临床应用和监控方面加强相互配合保持平衡。那么，如何才能保持这种平衡呢？具体来说有如下建议，首先，将 AI 广泛应用于临床实践之前，必须进行严格的质量和安全性评估，保证黑匣子和相对透明的算法在被临床管理机构或临床医师和患者接受前，达到与现有诊疗标准相比等效或更高的性能。其次，卫生系统应确保 AI 模型在其特定患者人群中有效，因此非常有必要进行局部测试，尤其是在缺乏模型可解释性的时候尤为重要，这种测试尤为重要。然后，所研究的产品部署后应密切监测 AI 模型，特别是如果它们随着时间的推移继续表现出适应性时更应持续监测。最后，应该对医学生和临床医师进行有关 AI 益处、风险和局限性的教育。使医师们认识到有责任使用新技术，因为这些新技术可能会给医疗保健带来意义深远的改变。

（五）中国在全球健康医疗人工智能领域的发展状况

我们的报告显示，2015 ～ 2019 年，全球健康医疗人工智能领域发表科学出版物最多的五个国家分别为美国、中国、印度、英国和德国，其中中国和美国的出版量均呈指数型增长趋势，且双方表现出一定的竞争态势。从学术影响力指标的平均引用角度来看，中国健康医疗人工智能科学出版物的影响力与全球平均水平持平，美国、英国和德国超过全球平均水平，印度则低于全球平均水平。这一影响力可在一定程度上反映各国的科学向技术的转化能力。从全球范围看，在健康医疗人工智能向专利技术转化所代表的科学影响力方面，美国的出版物贡献了一半的份额；中国在该领域的科学产出向专利技术的转化还有很大的提升空间，需要做更多的努力。

自 2017 年起，全球人工智能相关临床试验数量急速增长，其主要增长来源也是中国和美国。截至 2020 年 9 月，中国已经成为全球开展人工智能相关临床试验数量最多的国家。同时，中国从事人工智能相关临床试验的研究机构也在迅速增多，主力军为上海交通大学、浙江大学、清华大学、中山大学、复旦大学、中国科学院大学、北京大学、四川大学等，在全球人工智能相关临床试验数量排名前 10 位的研究机构中，中国的机构占到了 6 席。由此可见，在我们国家近年来大力推进"互联网 + 健康医疗"的宏观政策引导下，在国内医疗行业改革需求的推动下，中国的健康医疗人工智能正迎来一个发展的新时期。不过，从产学合作的角度上看，中国产业界 - 学术界合作论文占比远低于美国，也低于全球平均水平；提示我国在健康医疗人工智能产学合作方面缺乏企业助力，还有很长的路要走。

二、临床试验方面

（一）全球健康医疗人工智能的临床研究仍处于早期发展阶段

本研究显示，全球人工智能相关的临床试验中，95% 以上不能划分入传统临床试验的四个分期。传统临床试验的划分规则不适用于大部分人工智能相关的临床试验。这提示，人工智能相关临床试验的研究设计及评估与传统临床试验可能有较大差别，人工智能相关临床试验尚缺乏一个通用的、符合其应用需求的试验设计及评估规范。也就是说，人工智能相关的临床试验发展尚处在早期，其研究设计规范、报告规范都处于起步摸索阶段。此外，人工智能相关临床研究的发展处于早期阶段，还有其他的依据可以证明，如大部分临床研究均还未报告相关的试验结果；现有的临床试验设计仍呈现一定的局限性，表现在约 70% 的临床试验样本量 < 1000 例，观察型研究占比 > 50% 等。

因此，2020 年《自然 - 医学》(*Nature Medicine*)、《英国医学杂志》(*The BMJ*)

和《柳叶刀》（*The Lancet*）三个顶级医学期刊联合发布了首个 AI 临床试验国际标准，用以规范具有 AI 干预措施临床试验的研究方案指南——SPIRIT-AI（*Standard Protocol Items: Recommendations for Interventional Trials–Artificial Intelligence*）和用以规范 AI 临床试验研究报告的指南——CONSORT-AI（*Consolidated Standards of Reporting Trials–Artificial Intelligence*）。

（二）两项指南对促进健康医疗人工智能进步的价值

SPIRIT-AI 和 CONSORT-AI 两项指南分别基于传统临床试验的国际通用标准 SPIRIT 2013 研究指南与 CONSORT 2010 报告指南，采用阶段性共识流程撰写而成。该流程包括：通过文献研究和专家咨询生成若干个候选项目，再经国际多利益相关方的专家小组经过两阶段 Delphi 调研并达成会议共识，最后再通过志愿者试点对指南进行了完善，使之成为全球健康医疗人工智能早期发展重要的里程碑。

SPIRIT-AI 指南包括 15 个新项目，CONSORT-AI 指南包括 14 个新项目。指南建议开展 AI 干预临床试验的研究者，除需报告 SPIRIT 2013 和 CONSORT 2010 中的核心项目以外，还应定期报告 SPIRIT-AI 和 CONSORT-AI 中的所有新项目。两者的新项目报告主要要求研究者对 AI 相关的干预措施进行详细的描述，包括该 AI 干预的预期用户及应用场景、使用 AI 干预所需的指导和技能、集成 AI 干预的设备、输入数据的质量评估、输出数据的解释、人类 -AI 的交互方式、性能错误识别及故障案例的分析等。两项指南对提高 AI 干预临床试验研究的透明度和完整性均有重要意义，它们的推广使用将有助于编辑、同行评审及普通读者理解，便于解释和严格评估 AI 干预临床试验的研究设计和偏倚风险。

这两项指南的内容主要聚焦于 AI 系统的安全性问题。因为 AI 系统与其他健康干预措施不同，可能会意外地产生错误，这些错误的产生很可能难以被人类判断或解释。例如人眼看不见的或随机出现的医学成像变化可能会完全改变最终输出的诊断结果。因此这两项指南均要求研究者给出 AI 性能如何对所出现错误进行分析的具体计划及相关案例，用以强调 AI 系统错误可能造成的严重后果。这不仅有助于引导 AI 干预系统对临床有效性与安全性的循证研究，规范健康医疗领域人工智能系统的监管与审批，也可促进 AI 在医疗领域的规范化落地应用。指南还可以对 AI 干预临床试验的研究人员、系统开发人员在该系统的早期验证阶段与安全性评估阶段提供有益的指导。

不过，SPIRIT-AI 和 CONSORT-AI 指南中未对 AI 系统的"持续发展／更新"能力做出规范性要求。该能力指的是 AI 系统可以不断根据新来源的训练数据更新自己系统与性能的功能。由于 Health AI 领域尚处于发展初期，缺乏在医疗实践中应用的具体实例，因此尚无法对此达成规范共识。鉴于 AI 系统的迭代与更新可能会对系统的安全性造成严重的影响，因此指南要求临床试验必须有严格的记录规范以便跟踪此类更改，还需制订可靠的部署后监测计划。总之 AI 系统的"持续更新"能力规范还有待更多的真实世界数据支持。

（三）临床试验的干预措施细分比较

目前全球人工智能临床试验主要采取的干预措施为设备类干预与诊断试验类干预。其中，中美比较两者略有差异。中国人工智能临床试验的干预措施以诊断试验类干预（人工智能辅助诊断）和设备类（人工智能诊疗设备）干预为主，而美国则偏重于设备类（人工智能诊疗设备）干预和行为干预（如健康行为监测）。中美人工智能临床试验的发起机构分布也有较大差异。中国 80% 以上为大学／医院发起临床试验，这类机构主要接受政府研发投入，研究重点更倾向于应用范围更广的诊断试验一类的基础应用类医学研究。而美国从事人工智能相关临床试验研究的机构有 40% 为企业类机构，该类机构的研究重点更倾向于面向用户的行为干预类应用研究，如健康监测、促进治疗依从性一类的可穿戴设备等。

有关临床试验的目标人群，我们的研究显示全球关注的主要人群是患有肿瘤、重大慢性疾病或心理疾病的人群，同时 2019 年暴发的 COVID-19 也受到较多关注。从这一方面的细分看中国与美国发起的临床试验所关注的人群也略有差异。中国临床试验对青光眼和糖尿病引起的视网膜病变给予了较多关注，这类疾病的特点是防重于治，因此早期的诊断筛查对该类疾病较为重要，这与前面提到的中国 AI 临床试验的干预措施以诊断试验为主相一致。而美国相关的临床试验则对抑郁症、慢性疼痛等疾病给予了较多关注，这类疾病更加重视行为干预治疗，关注患者的长期依从性，这与前面提到的美国 AI 临床试验的干预措施以行为干预为主相一致。

基于少数已报告的人工智能相关临床试验的结果，设备或行为干预对受试者的健康状况呈现正向、积极的影响。然而，由于人工智能相关的医疗应用设备在人群中的实际应用较迟，所以其在多种场景中的应用广度、确切效果及长远影响仍有待更多临床试验结果的报告及综合分析。

三、相关建议和未来计划

（一）建议在健康医疗人工智能评价中引入循证范式

本报告通过多维数据已经展示了人工智能在健康医疗领域科学研究中的热度和趋势。但是，要实现健康医疗人工智能的加速落地应用，一个至关重要的问题摆在面前，这就是 AI 系统产生的信息是否值得信赖？如果今后我们需要依靠 AI 系统来辅助医疗决策，就必须考虑它的可靠性和有效性。所以，基于循证医学的理念，在今后进一步的智慧医疗应用过程中开展严谨的真实世界研究，对于 AI 安全性和有效性的科学评价就成了重中之重。

当前，基于深度学习的 AI 算法就像一个含有多种不确定性的"黑匣子"。因为探究疾病的因果关系和循因治病是医疗的根本，而大多数机器学习模型的内在逻辑都很难解释，也很难清晰地为医师提供决策建议的前因后果。于是这种不确定性会给使用 AI 系统的医师带来不少纠结和困惑，甚至研究人员自己也对基于 AI 制造的智能手机诊断程序在使用的准确性方面表达了担忧。正如一项针对皮肤癌智能手机诊断程序的研究中指出的那样，如果漏诊了可疑表现，患者就可能不会在疾病早期寻求到专业建议，从而错过早期诊断治疗的宝贵机会。

应该说医学是一门不确定性很多的实用科学，因此我们认为"循证医学"的概念同样适用于应对 AI 在医学中出现的不确定性。如同医学领域中其他新的干预手段一样，AI 系统的临床效力和安全性也首先必须通过科学的评估，方能为医患所用。目前，已有人倡议应用循证医学的思路来验证 AI 系统提供的医学建议，使这一做法成为通用规则，这样才能进一步促进健康医疗人工智能中的 AI 算法逐步稳健和成熟起来。应该提倡应用循证范式进行比较效果的研究，评价 AI 算法在真实世界中的表现，同时评估其对患者疾病健康结局的影响。同样，基于 AI 的预测模型也需要在流行病学或医学研究中进行循证评估。

（二）未来计划的侧重点

我们这次发表的《健康医疗人工智能指数报告 2020》，是促进健康医疗人工智能创新应用计划系列智库报告之一，未来每年都要根据全球最新的发展动态和相关数据进行修改和调整。我们会侧重已发表的科学出版物和预注册的临床试验，将它们作为基础数据，在中国医院协会健康医疗大数据应用管理专业委员会等平台的支持下继续对这一领域开展深入分析研究和拓展。逐步覆盖健康医疗人工智能"研发投入、基础研究、技术开发、临床研究、监管审批、落地应用"全流程、全景式的数据和证据，努力建成服务于国家健康医疗人工智能基础研发和创新应用的智能品牌。

我们认为当今的健康医疗领域很可能成为 AI 的"应许之地"，即成为中国 AI 弄潮儿的福地。但同时也为 AI 技术实现这一目标提出了诸多挑战。为了充分发挥 AI 的潜力，医师、科研人员和 AI 科学家应当紧密合作；基于可靠的方法、遵循伦理的准则，力争在医疗实践中应用、评估和改进 AI 技术，共创健康美好未来！

主要参考文献

Cruz Rivera S, Liu X, Chan A-W, et al, 2020.Guidelines for clinical trial protocols for interventions involving artificial intelligence: the SPIRIT-AI extension. Nature Medicine, 26（9）: 1351-1363.

Esteva A, Kuprel B, Novoa R, et al, 2017.Dermatologist-level classification of skin cancer with deep neural networks. Nature, 542: 115–118

He J, Baxter S. L, Xu J, 2019. The practical implementation of artificial intelligence technologies in medicine. Nature Medicine, 25（1）: 30–36.

Klavans R, Boyack K W, 2017. Research portfolio analysis and topic prominence. Journal of Informetrics, 11（4）: 1158–1174.

Liu X, Cruz Rivera S, Moher D, et al, 2020.Reporting guidelines for clinical trial reports for interventions involving artificial intelligence: the CONSORT-AI extension. Nature Medicine, 26（9）: 1364-1374.

Nagendran M, Chen Y, Lovejoy C A, et al, 2020.Artificial intelligence versus clinicians: systematic review of design, reporting standards, and claims of deep learning studies. bmj, 368.

Raymond Perrault, Yoav Shoham, Erik Brynjolfsson, et al, 2019. "The AI Index 2019 Annual Report", AI Index Steering Committee, Human-Centered AI Institute, Stanford University, Stanford, CA.

Ruamviboonsuk P, Krause J, Chotcomwongse P, et al, 2019.Deep learning versus human graders for classifying diabetic retinopathy severity in a nationwide screening program. npj Digit. Med, 2: 25.

Yegros-Yegros A, Van de Klippe W, Abad-Garcia M. F, et al, 2020. Exploring why global health needs are unmet by research efforts: the potential influences of geography, industry and publication incentives. Health research policy and systems, 18: 1-14.

附一
高科学影响力、技术影响力和社媒影响力论文

Anthimopoulos M, Christodoulidis S, Ebner L, et al, 2016. Lung Pattern Classification for Interstitial Lung Diseases Using a Deep Convolutional Neural Network. Ieee Transactions on Medical Imaging, 35: 1207-1216.

Bedi G, Carrillo F, Cecchi G. A, Slezak DF, et al, 2015. Automated analysis of free speech predicts psychosis onset in high-risk youths. Npj Schizophrenia, 1.

Bejnordi BE, Veta M, van Diest P. J, et al, 2017. Diagnostic Assessment of Deep Learning Algorithms for Detection of Lymph Node Metastases in Women With Breast Cancer. Jama-Journal of the American Medical Association, 318: 2199-2210.

Capper D, Jones DTW, Sill M, et al, 2018. DNA methylation-based classification of central nervous system tumours. Nature, 555: 469-474.

Char DS, Shah NH, Magnus D, 2018. Implementing Machine Learning in Health Care - Addressing Ethical Challenges. New England Journal of Medicine, 378: 981-983.

Chen R, Lu AJ, Wang JJ, 2019. Using machine learning to predict one-year cardiovascular events in patients with severe dilated cardiomyopathy. European Journal of Radiology, 117: 178-183.

Christodoulou E, Ma J, Collins GS, et al, 2019. A systematic review shows no performance benefit of machine learning over logistic regression for clinical prediction models. Journal of Clinical Epidemiology, 110: 12-22.

Colubri A, Silver T, Fradet T, et al, 2016. Transforming Clinical Data into Actionable Prognosis Models: Machine-Learning Framework and Field-Deployable App to Predict Outcome of Ebola Patients. Plos Neglected Tropical Diseases, 10: 17.

Einav L, Finkelstein A, Mullainathan S, et al, 2018. Predictive modeling of US health care spending in late life. Science, 360: 1462-1465.

Esteva A, Kuprel B, Novoa RA, et al, 2017. Dermatologist-level classification of skin cancer with deep neural networks. Nature, 542: 115-118.

Freiman M, Nickisch H, Prevrhal S, et al, 2017. Improving CCTA-based lesions' hemodynamic significance assessment by accounting for partial volume modeling in automatic coronary lumen segmentation. Medical Physics, 44: 1040-1049.

Geis JR, Brady AP, Wu CC, et al, 2019. Ethics of Artificial Intelligence in Radiology: Summary of the Joint European and North American Multisociety Statement. Radiology, 293: 436-440.

Greenspan H, Van Ginneken B, Summers RM, 2016. Guest Editorial Deep Learning in Medical Imaging: Overview and Future Promise of an Exciting New Technique. IEEE Transactions on Medical Imaging, 35: 1153-1159.

Gulshan V, Peng L, Coram M, et al, 2016. Development and Validation of a Deep Learning Algorithm for Detection of Diabetic Retinopathy in Retinal Fundus Photographs. Jama-Journal of the American Medical Association, 316: 2402-2410.

Havaei M, Davy A, Warde-Farley D, et al, 2017. Brain tumor segmentation with Deep Neural Networks. Medical Image Analysis, 35: 18-31.

Hazlett HC, Gu HB, Munsell BC, et al, 2017. Early brain development in infants at high risk for autism spectrum disorder. Nature, 542: 348-351.

He B, Guan Y, Dai R, 2019. Classifying medical relations in clinical text via convolutional neural networks. Artificial Intelligence in Medicine, 93: 43-49.

Hengl T, de Jesus JM, Heuvelink GBM, et al, 2017. SoilGrids250m: Global gridded soil information based on machine learning. Plos One, 12: 40.

Itu L, Rapaka S, Passerini T, et al, 2016. A machine-learning approach for computation of fractional flow reserve from coronary computed tomography. Journal of Applied Physiology, 121: 42-52.

Ji ZX, Chen Q, Niu SJ, et al, 2018. Beyond Retinal Layers: A Deep Voting Model for Automated Geographic Atrophy Segmentation in SD-OCT Images. Translational Vision Science & Technology, 7: 21.

Kamnitsas K, Ledig C, Newcombe VFJ, et al, 2017. Efficient multi-scale 3D CNN with fully connected CRF for accurate brain lesion segmentation. Medical Image Analysis, 36: 61-78.

Kermany DS, Goldbaum M, Cai WJ, et al, 2018. Identifying Medical Diagnoses and Treatable Diseases by Image-Based Deep Learning. Cell, 172: 1122-1131.

Libbrecht MW, Noble WS, 2015. Machine learning applications in genetics and genomics. Nature Reviews Genetics, 16: 321-332.

Litjens G, Sanchez CI, Timofeeva N, et al, 2016. Deep learning as a tool for increased accuracy and efficiency of histopathological diagnosis. Scientific Reports, 6: 11.

Liu YZ, Lin WJ, Xu PF, et al, 2015. Neural Basis of Disgust Perception in Racial Prejudice. Human Brain Mapping, 36: 5275-5286.

Maniruzzaman M, Rahman MJ, Al-MehediHasan M, et al, 2018. Accurate Diabetes Risk Stratification Using Machine Learning: Role of Missing Value and Outliers. Journal of Medical Systems, 42: 17.

Obermeyer Z, Emanuel EJ, 2016. Predicting the Future - Big Data, Machine Learning, and Clinical Medicine. New England Journal of Medicine, 375: 1216-1219.

Perfecto-Avalos Y, Garcia-Gonzalez A, Hernandez-Reynoso A, et al, 2019. Discriminant analysis and machine learning approach for evaluating and improving the performance of immunohistochemical algorithms for COO classification of

DLBCL. Journal of Translational Medicine, 17: 12.

Setio AAA Ciompi F, Litjens G, et al, 2016. Pulmonary Nodule Detection in CT Images: False Positive Reduction Using Multi-View Convolutional Networks. Ieee Transactions on Medical Imaging, 35: 1160-1169.

Shen DG, Wu GR, Suk HI, 2017. Deep Learning in Medical Image Analysis. Annual Review of Biomedical Engineering, 19: 221-248.

Shin HC, Roth HR, Gao MC, et al, 2016. Deep Convolutional Neural Networks for Computer-Aided Detection: CNN Architectures, Dataset Characteristics and Transfer Learning. Ieee Transactions on Medical Imaging, 35: 1285-1298.

Sirinukunwattana K, Raza SEA, Tsang YW, et al, 2016. Locality Sensitive Deep Learning for Detection and Classification of Nuclei in Routine Colon Cancer Histology Images. Ieee Transactions on Medical Imaging, 35: 1196-1206.

Springer S, Masica DL, Dal Molin M, et al, 2019. A multimodality test to guide the management of patients with a pancreatic cyst. Science Translational Medicine, 11: 14.

Tajbakhsh N, Shin JY, Gurudu SR, et al, 2016. Convolutional Neural Networks for Medical Image Analysis: Full Training or Fine Tuning? Ieee Transactions on Medical Imaging, 35: 1299-1312.

Thaha MM, Kumar KPM, Murugan BS, et al, 2019. Brain Tumor Segmentation Using Convolutional Neural Networks in MRI Images. Journal of Medical Systems, 43: 10.

Van Griethuysen JJM, Fedorov A, Parmar C, et al, 2017. Computational Radiomics System to Decode the Radiographic Phenotype. Cancer Research, 77: E104-E107.

Wang XG, Yang W, Weinreb J, et al, 2017. Searching for prostate cancer by fully automated magnetic resonance imaging classification: deep learning versus non-deep learning. Scientific Reports, 7: 8.

Wang ZF, Lei XJ, Wu FX, 2019. Identifying Cancer-Specific circRNA-RBP Binding

Sites Based on Deep Learning. Molecules, 24: 13.

Xing FY, Xie YP, Yang L, 2016. An Automatic Learning-Based Framework for Robust Nucleus Segmentation. Ieee Transactions on Medical Imaging, 35: 550-566.

Xiong HY, Alipanahi B, Lee LJ, et al, 2015. The human splicing code reveals new insights into the genetic determinants of disease. Science, 347: 9.

Xu JP, Zhang JQ, Zhang JL, et al, 2017. Abnormalities in Structural Covariance of Cortical Gyrification in Parkinson's Disease. Frontiers in Neuroanatomy, 11: 9.

Yao SX, Becker B, Zhao WH, et al, 2018. Oxytocin Modulates Attention Switching Between Interoceptive Signals and External Social Cues. Neuropsychopharmacology, 43: 294-301.

Zhang FL, Wu CH, Jia CX, et al, 2019. Artificial intelligence based discovery of the association between depression and chronic fatigue syndrome. Journal of Affective Disorders, 250: 380-390.

Zhu JJ, Hou WH, Xu Y, et al, 2019. Antipsychotic drugs and sudden cardiac death: A literature review of the challenges in the prediction, management, and future steps. Psychiatry Research, 281: 7.

附二
相关网站链接

一、机构网站

1. 中国医院协会：http://www.cha.org.cn/

2. 北京大学健康医疗大数据国家研究院：http://www.nihds.pku.edu.cn/

3. 北京大学信息技术高等研究院（浙江）：http://aiit.org.cn/

4. 北京大学人工智能研究院智慧公众健康研究中心：http://www.ai.pku.edu.cn/kxyj1/yjzx/zhgzjkyjzx1.htm

5. 爱思唯尔：https://www.elsevier.com/

二、参考的信息资料网站

1. https://blogs.bmj.com/bmj/2019/04/26/can-ai-fulfill-its-medical-promise/

2. https://hai.stanford.edu/research/ai-index-2019

3. https://www.elsevier.com/zh-cn/research-intelligence/artificial-intelligence

4. https://nam.edu/artificial-intelligence-special-publication/

5 https://www.oecd.org/health/trustworthy-artificial-intelligence-in-health.pdf

6. https://www.wish.org.qa/wp-content/uploads/2018/11/IMPJ6078-WISH-2018-Data-Science-181015.pdf

7. https://service.elsevier.com/app/answers/detail/a_id/28428/supporthub/scival/

8. https://plumanalytics.com/learn/about-metrics/.

9. https://ai.googleblog.com/2018/11/improved-grading-of-prostate-cancer.html

10. https://www.bmj.com/content/368/bmj.m689

11. https://www.elsevier.com/research- intelligence/resource-library/ai-report